Doina Adina Todea

Abordagens diagnósticas e terapêuticas na bronquiectasia

Doina Adina Todea

Abordagens diagnósticas e terapêuticas na bronquiectasia

ScienciaScripts

Imprint
Any brand names and product names mentioned in this book are subject to trademark, brand or patent protection and are trademarks or registered trademarks of their respective holders. The use of brand names, product names, common names, trade names, product descriptions etc. even without a particular marking in this work is in no way to be construed to mean that such names may be regarded as unrestricted in respect of trademark and brand protection legislation and could thus be used by anyone.

Cover image: www.ingimage.com

This book is a translation from the original published under ISBN 978-620-7-84421-0.

Publisher:
Sciencia Scripts
is a trademark of
Dodo Books Indian Ocean Ltd. and OmniScriptum S.R.L publishing group

120 High Road, East Finchley, London, N2 9ED, United Kingdom
Str. Armeneasca 28/1, office 1, Chisinau MD-2012, Republic of Moldova, Europe
Printed at: see last page
ISBN: 978-620-8-18962-4

ABORDAGENS DIAGNÓSTICAS E TERAPÊUTICAS NA BRONQUIECTASIA

Coordenador

Doina Adina TODEA

AUTORES

Anca Diana MAIEREAN

Doina Adina TODEA

Índice

INFORMAÇÕES GERAIS SOBRE BRONQUIECTASIAS

A bronquiectasia é uma doença pulmonar crónica caracterizada por uma inflamação e dilatação generalizada, progressiva e permanente dos brônquios de tamanho médio, com um diâmetro superior a 2 mm, que conduz a uma drenagem deficiente das secreções e à colonização bacteriana das vias respiratórias.

De facto, é uma doença pulmonar caracterizada pela dilatação irreversível e anormal dos brônquios médios, resultante de alterações na estrutura elástica e muscular da parede brônquica (Figura 1). Geralmente, a destruição da parede brônquica ocorre em infecções brônquicas crónicas ou recorrentes.

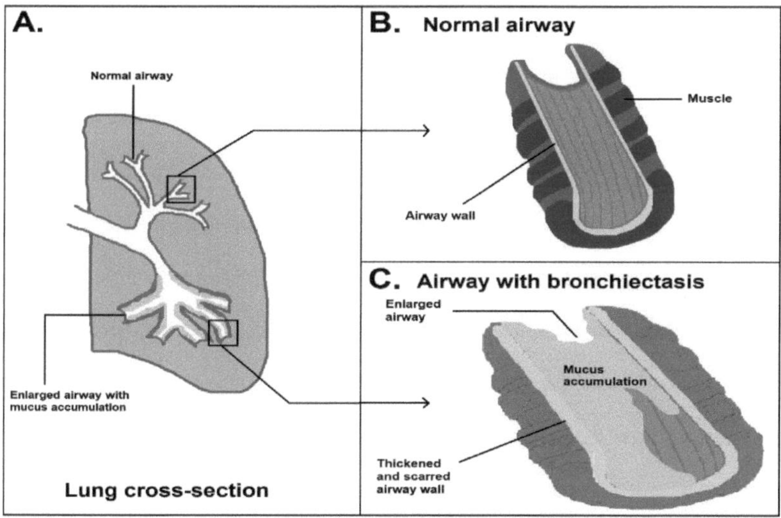

Figura 1. A ilustra um pulmão com vias aéreas normais e vias aéreas alargadas. B ilustra a estrutura de uma via aérea normal. C ilustra a estrutura de uma via aérea com bronquiectasia.

Rotulada como uma doença relativamente rara e há muito considerada uma "doença órfã", foi classicamente descrita como uma doença focal que envolve um único lobo ou segmento pulmonar.

No entanto, com mais estudos centrados nesta patologia, foi estabelecido que pode afetar o pulmão tanto de forma focal como difusa.

A identificação e o tratamento precisos dos doentes com bronquiectasias tornaram-se cada vez mais importantes para o sistema médico, especialmente tendo em conta o aumento da prevalência e o considerável peso económico.

A heterogeneidade das bronquiectasias, que se manifesta em todas as frentes, desde as manifestações clínicas às radiológicas, desde o diagnóstico ao tratamento, torna-se assim um sinal distintivo das mesmas. Classificada durante muito tempo como uma "doença órfã", que recebe uma atenção mínima da investigação, as bronquiectasias têm sido frequentemente tratadas com base na experiência adquirida no tratamento de doentes com outras doenças.

Em 2008, a Sociedade Espanhola de Pneumologia publicou as primeiras diretrizes mundiais sobre a avaliação, o diagnóstico e o tratamento de bronquiectasias em adultos, mas, apesar da informação continuamente actualizada, não existe atualmente uma definição padronizada.

Resumindo numerosos dados científicos sobre a definição de bronquiectasia, esta representa uma doença respiratória crónica, causada por uma dilatação anormal, irreversível e permanente dos brônquios, resultando em inflamação das vias respiratórias, lesão pulmonar progressiva e infeção crónica, manifestada clinicamente por tosse produtiva crónica com expetoração purulenta, associada a dispneia e cianose, especialmente nos casos graves.

A EPIDEMIOLOGIA DAS BRONQUIECTASIAS

Do ponto de vista epidemiológico, a bronquiectasia é uma doença cuja prevalência não é conhecida com exatidão, uma vez que o seu diagnóstico depende dos métodos de diagnóstico utilizados. No entanto, existem estudos que referem que a prevalência desta doença na população em geral é de 39,9 casos por 100.000 habitantes.

Além disso, a prevalência da bronquiectasia varia de uma região geográfica para outra, sendo influenciada pelo nível de desenvolvimento socioeconómico e pela qualidade do sistema de saúde. Assim, observa-se uma diminuição da frequência dos casos de bronquiectasia nos países europeus e na América do Norte, enquanto nos países menos desenvolvidos continua a representar um problema de saúde pública. No entanto, pode afirmar-se com certeza que o advento da terapêutica antibiótica teve um efeito significativo na redução da frequência dos casos de bronquiectasias, apoiando assim o papel das infecções na patogénese da doença.

Outro fator que contribui para a diminuição da prevalência da doença é a introdução da vacinação (contra o sarampo, a gripe e a tosse convulsa).

Observa-se que antes da introdução destas técnicas de controlo de infeção (antibioterapia e vacinação), a bronquiectasia era mais comum em crianças, mas atualmente predomina em indivíduos idosos, com maior frequência entre os 60-80 anos.

Relativamente à distribuição por género, observou-se que as mulheres são mais frequentemente afectadas do que os homens. No entanto, nos países menos desenvolvidos, onde não existe um sistema de vacinação eficaz e o tratamento das infecções pulmonares é inadequado, a frequência desta doença continua a ser bastante elevada.

Nos últimos anos, tem-se observado um aumento do número de casos, possivelmente devido a alterações na prevalência das causas ou a uma maior taxa de diagnóstico.

Embora a doença possa ocorrer em qualquer idade, em geral, a prevalência aumenta com a idade; na Europa continental, a idade média é de 65 anos. A nível mundial, a prevalência global varia e depende de factores geográficos - caraterísticas do hospedeiro, exposição ambiental, práticas de diagnóstico locais/regionais, tipo de dados disponíveis para estudo clínico.

A bronquiectasia é uma doença que se pode manifestar em qualquer idade, mas a sua prevalência tende a aumentar com o avançar da idade. Ao longo dos anos, registou-se um aumento notável da incidência de bronquiectasias no Reino Unido, observado de 2004 a 2013.

Este aumento é evidente tanto nas mulheres como nos homens, com as taxas a subirem de 21,24 para 35,17 por 100.000 pessoas-ano nas mulheres e de 18,19 para 26,92 por 100.000 pessoas-ano nos homens. Em média, os doentes diagnosticados com bronquiectasias na Europa e na Austrália têm cerca de 65 anos de idade, com uma variação de 59,4 a 68,3 anos.

Consequentemente, registou-se um aumento correspondente nos internamentos associados a bronquiectasias. Em Espanha, de 2004 a 2013, verificou-se uma tendência ascendente na incidência de hospitalizações associadas a bronquiectasias. Na Alemanha, a taxa global de hospitalizações associadas a bronquiectasias tem vindo a aumentar de forma constante a uma taxa média de 2,9% por ano de 2005 a 2011.A bronquiectasia é frequentemente mal interpretada como asma, especialmente em crianças, o que leva a atrasos no diagnóstico correto. Segundo um estudo, 49% das crianças a quem foi inicialmente diagnosticada asma com base em imagens de TAC foram posteriormente diagnosticadas com bronquiectasias.

O atraso na obtenção do diagnóstico correto de bronquiectasia foi de 14,8 anos a partir do início dos sintomas. Nas regiões onde as crianças têm infecções respiratórias precoces e frequentes, a prevalência de bronquiectasias é particularmente elevada.

Variações geográficas. Existem diferenças na prevalência global das bronquiectasias a nível mundial, que podem ser atribuídas a variações geográficas. Estas variações podem resultar de múltiplos factores, incluindo exposições ambientais (como a tuberculose, que normalmente leva à bronquiectasia e afecta a prevalência e as caraterísticas dos doentes em todas as regiões), susceptibilidades do hospedeiro, práticas de diagnóstico locais e disponibilidade de conjuntos de dados.

Nas populações dos EUA e da Europa, em especial, as diferenças na prevalência podem também dever-se a variações nos métodos de recolha de dados em bases de dados de cuidados de saúde, registos de cuidados primários e registos, em vez de indicarem apenas verdadeiras disparidades na prevalência entre países.

Em 2013, os EUA registaram uma prevalência de 139 por 100 000 indivíduos com idade superior a 18 anos, enquanto no Reino Unido as taxas de prevalência foram de 566,1 e 485,5 por 100 000 adultos. Na Europa, as taxas de prevalência variam, indo de 67 por 100 000 indivíduos na Alemanha a 362 por 100 000 indivíduos em Espanha. A Ásia destaca-se com a maior prevalência de bronquiectasias registada, com cerca de 1.200 por 100.000 indivíduos com mais de 40 anos na China, embora este valor possa ser ainda mais elevado. No entanto, regiões significativas do mundo, como a Europa de Leste, a América do Sul, o Médio Oriente e a África, carecem de dados epidemiológicos precisos e fiáveis.

Diferenças entre os sexos. Em indivíduos com mais de 18 anos do Reino Unido, Espanha e Estados Unidos, o sexo feminino ultrapassa o masculino/57-79%, consoante a zona.

Na Austrália, 50,6% dos doentes são do sexo feminino, enquanto na China e na Coreia do Sul, as mulheres representam 42% e 45%.

Na bronquiectasia por fibrose quística, observa-se uma maior prevalência entre os homens em todos os grupos etários; no entanto, a bronquiectasia por fibrose não quística é mais comum entre as mulheres.

Na realidade, o conhecimento sobre a incidência real das bronquiectasias não se alterou muito ao longo de um século, um pouco por falta de dados suficientes.

Na era pré-antibiótica, a frequência das bronquiectasias era muito elevada, afectando sobretudo as crianças.

Recentemente, os dados relativos à prevalência diminuíram significativamente nos países desenvolvidos, as complicações são menos frequentes e a esperança de vida aumentou substancialmente. No entanto, as bronquiectasias continuam a ser uma causa importante de morbilidade e de morte prematura.

Mortalidade

As taxas de mortalidade dos indivíduos com bronquiectasias, quando ajustadas à idade, são mais do dobro das da população em geral. A mortalidade está associada à gravidade da doença, mas não é significativamente afetada pela causa subjacente, exceto no caso de doenças como a artrite reumatoide e a DPOC, que estão associadas a um pior prognóstico.

MORFOPATOGÉNESE DAS BRONQUIECTASIAS

Existem inúmeras causas de bronquiectasia; no entanto, em cerca de 50% dos casos, o agente etiológico não é identificado. A bronquiectasia pode manifestar-se como uma manifestação pulmonar primária de várias patologias subjacentes, causando uma inflamação crónica, resultante de uma anomalia da anatomia, da imunidade ou da função. A bronquiectasia secundária é mais comum e pode ocorrer como uma complicação de outras doenças pulmonares, como consequência da distorção das vias aéreas em relação a outras condições como a DPOC, enfisema, bronquite, bronquiolite e doenças pulmonares intersticiais.

Do ponto de vista etiológico, as bronquiectasias dividem-se em dois grupos principais: as associadas à fibrose quística e as bronquiectasias não associadas à fibrose quística.

Como os mecanismos patológicos, a evolução clínica e a resposta ao tratamento são distintos, o manejo desses dois tipos de bronquiectasias requer abordagens diferentes. Neste manuscrito, iremos detalhar a bronquiectasia por fibrose não-cística, que está a ser continuamente revista devido ao seu vasto espetro etiológico e aos esforços para determinar o tratamento com melhor adesão.

Os agentes envolvidos na etiologia da bronquiectasia são:

Agentes infecciosos como a infeção por Bordetella pertussis, o vírus do sarampo, Staphylococcus aureus, Klebsiella pneumoniae, Mycobacterium tuberculosis, Haemophilus influenzae, adenovírus, vírus da gripe, micoplasmas, Histoplasma.

Obstruções brônquicas: aspiração de corpos estranhos, tumores, impactação mucoide dos brônquios, DPOC, bronquite crónica, amiloidose, traqueobronquite primária, adenopatias hilares (tuberculose, sarcoidose).

Defeitos anatómicos congénitos: broncomalácia, quisto broncogénico, traqueobroncomegalia, deficiência de cartilagem, sequestro pulmonar, fístula traqueoesofágica, brônquio ectópico, aneurisma arterial pulmonar, síndrome da unha amarela.

Defeitos hereditários, como defeitos ciliares (síndrome dos cílios imóveis, discinesia ciliar, síndrome de Kartagener), deficiência de alfa-1 antitripsina.

Estados de imunodeficiência: agamaglobulinemia congénita, doença granulomatosa crónica, imunodeficiências adquiridas.

Outras causas, como a síndrome de Young, pneumonias de aspiração recorrentes, inalação de substâncias irritantes, pós-transplante pulmonar.

Os estudos demonstram que o estabelecimento da etiologia da bronquiectasia é um elo importante na gestão da doença porque, em muitos casos, ocorre como consequência de outras doenças, o que influencia a gestão terapêutica.

Assim, um resumo etiológico das bronquiectasias mostra que estas podem ser classificadas em e no Quadro 1:

1. Adquirida
    - Pós-infecioso;
    - Obstrução brônquica localizada;
2. Congénita
    - Primária - anomalias do desenvolvimento pulmonar
        - Agenesia pulmonar parcial
        - Sequestro pulmonar
        - Traqueobroncomegalia
        - Broncomalácia
    - Secundária - em doenças sistémicas

- Discinesia ciliar
- Fibrose cística

3. Em certas doenças imunológicas
   - Deficiências imunitárias
   - Aspergilose broncopulmonar alérgica
   - Doenças auto-imunes
4. Idiopático

Tabela 1. Causas mais comuns de bronquiectasia, taxas de incidência e caraterísticas de apoio ao diagnóstico.

CAUSA	TAXAS	CARACTERÍSTICAS DE DIAGNÓSTICO DE APOIO
Após uma infeção (por exemplo, pneumonia, infeção micobacteriana, tosse convulsa, micobactérias não tuberculosas)	29-42%	Infeção passada documentada (anamnese, exame clínico, imagiologia)
Doenças sistémicas auto-imunes (artrite reumatoide, lúpus eritematoso sistémico, espondilite anquilosante, esclerose sistémica)	3-6%	Doença autoimune sistémica documentada ± vasculite Níveis elevados de contagem de anticorpos auto-imunes (fator reumatoide, anticorpos citoplasmáticos antineutrófilos, anticorpos anti-nucleares).
Deficiência dos cílios (por exemplo, discinesia ciliar primária)	1-10%	Infecções recorrentes e documentadas do trato respiratório superior, otite e infertilidade Teste de sabor da sacarina com resultado positivo Padrão e frequência invulgares do batimento ciliar
Imunodeficiência primária (imunodeficiência comum variável, deficiência de IgA, agamaglobulinemia	1-8%	Níveis reduzidos de IgA, IgG e IgM Infecções repetidas com bactérias gram-positivas encapsuladas na deficiência da subclasse 2 de IgG Níveis reduzidos de anticorpos contra diferentes antigénios bacterianos (toxoide tetânico, cápsulas polissacáridas de S. Pneumoniae e H. influenzae tipo B)

Aspergilose brochopulmonar alérgica	1-8%	Asma documentada Aumento dos níveis de IgE Níveis elevados de IgE e IgG específicos para Aspergillus fumigatus Teste intradérmico reativo para Aspergillus fumigatus Contagem elevada de eosinófilos Bronquiectasia central na tomografia computorizada torácica
Aspiração brônquica de um corpo estranho	1-4%	Anamnese e exame clínico sugestivos de aspiração Bronquiectasia limitada a um lobo individual Corpo estranho observado na broncoscopia
Fibrose cística	1-4%	Anamnese e exame clínico sugestivos de fibrose quística Bronquiectasias documentadas em imagens de TC torácica Achado persistente de Staphylococcus aureus no exame da expetoração Teste genético positivo Teste de suor positivo
Doença inflamatória do intestino (doença de Crohn, colite ulcerosa)	1-3%	Doença inflamatória intestinal documentada (anamnese, exame clínico, imagiologia, colonoscopia)
Idiopático	26-53%	Nenhuma das etiologias acima

Bronquiectasia pós-infecciosa: A infeção broncopulmonar é considerada a causa primária das bronquiectasias, estando também implicada nas bronquiectasias obstrutivas, pois no ponto distal da obstrução, por falta de drenagem, ocorre a colonização bacteriana, levando ao longo do tempo à destruição da parede brônquica com dilatação secundária. Alguns autores consideram que são necessários pelo menos dois factores para que a bronquiectasia se desenvolva, nomeadamente a infeção e a diminuição da capacidade de defesa do organismo.

Os agentes patogénicos mais frequentemente incriminados diferem consoante a idade do doente; assim, nas crianças, encontramos mais frequentemente sarampo, tosse convulsa, infeção primária por tuberculose e bronquite comum recorrente. Nos adultos, no entanto, a doença pode ocorrer como resultado de infecções com Staphylococcus aureus, Klebsiella pneumoniae, Pseudomonas aeruginosa, Mycobacterium tuberculosis. Observa-se também que a flora microbiana se altera durante o curso da doença.

A infeção tuberculosa é uma causa bastante frequente de bronquiectasias devido ao seu efeito necrosante na parede brônquica, bem como devido à compressão extrínseca dos gânglios linfáticos na árvore brônquica e à fibrose pulmonar resultante da cura da tuberculose após a administração de antibioterapia. A existência deste agente patogénico como fator etiológico da bronquiectasia explica a prevalência ainda elevada da doença nos países subdesenvolvidos.

Além disso, existem micobactérias não tuberculosas que causam bronquiectasias, principalmente como infecções secundárias, mas também como infecções primárias. Para apoiar o papel das infecções na etiologia das bronquiectasias, mencionamos os resultados de um estudo publicado em janeiro de 2017, realizado numa amostra de 2047 doentes de 36 hospitais em Espanha, que demonstrou que em 30% dos casos a etiologia era infecciosa, 12,5% fibrose quística, 9,4% imunodeficiências, 7,8% DPOC, 5,4% asma brônquica, 2,9% discinesia ciliar, 1,4% doenças sistémicas e o resto idiopático.

Além disso, nos casos de causas infecciosas, os agentes patogénicos mais frequentemente incriminados foram a Pseudomonas aeruginosa 20,4% e o Haemophilus influenzae 11,8%.

Bronquiectasia obstrutiva: A obstrução brônquica leva à formação de bronquiectasias através da estagnação do muco retrostenótico, da colonização bacteriana e da destruição da parede brônquica, seguida de uma dilatação permanente. Neste caso, a bronquiectasia está localizada nos brônquios afectados. A obstrução pode ser endobrônquica (tumores, corpos estranhos) ou exobrônquica (adenopatias, tumores, aneurismas).

Um caso particular de obstrução brônquica seguida de bronquiectasia é representado pela síndrome do lobo médio. Nesta situação, o brônquio do lobo médio apresenta uma angulação anormal, causando obstrução e dilatação brônquica pós-estenótica.

Bronquiectasias congénitas: *As bronquiectasias congénitas primárias* ocorrem principalmente em crianças e são causadas por anomalias no desenvolvimento do sistema respiratório. A sua frequência é baixa.

A bronquiectasia congénita secundária ocorre em doenças não brônquicas, mas afecta a árvore brônquica ao longo do tempo, levando ao aparecimento de dilatações.

Esta categoria inclui:

- Síndrome de discinesia ciliar - caracteriza-se por uma diminuição da mobilidade ciliar que leva a uma diminuição da drenagem brônquica e a uma estase retrógrada. Estes doentes apresentam geralmente rinossinusite desde a infância. Uma variante desta doença é a síndrome de Kartagener, que, para além da discinesia ciliar, inclui também sinusite e situs inversus.

- Fibrose cística - a hiperviscosidade do muco forma tampões endobrônquicos que levam à obstrução dos brônquios.

Bronquiectasias em doenças do sistema imunitário: Nesta categoria incluem-se tanto as doenças que evoluem com uma resposta imunitária excessiva (aspergilose broncopulmonar alérgica) como aquelas em que o sistema imunitário é deficiente. Nesta última situação, a capacidade de defesa do organismo é afetada, levando a infecções broncopulmonares frequentes, favorecendo assim o aparecimento de bronquiectasias. As bronquiectasias que surgem no contexto destas doenças estão geralmente disseminadas por todos os pulmões.

Exemplos de tais doenças incluem hipogamaglobulinemias, disfunções leucocitárias e estado imunossupressor no âmbito da infeção pelo VIH.

Bronquiectasia idiopática: Apesar da evolução das técnicas de diagnóstico nos últimos anos, existe um grande número de casos de bronquiectasias em que nenhum dos factores acima referidos pode ser identificado como o agente etiológico. Estes casos são denominados idiopáticos e representam uma percentagem significativa do total de casos de bronquiectasias.

Muitas vezes, estes doentes são assintomáticos, sendo a doença identificada durante a investigação de outras patologias. Este facto levanta algumas questões relativamente ao aparecimento de bronquiectasias em contextos infecciosos, nomeadamente se a infeção é o fator etiológico primário ou se exacerba uma bronquiectasia já existente num pulmão afetado, levando à sintomatologia e ao diagnóstico de bronquiectasia.

As etiologias obstrutivas e infecciosas estão frequentemente implicadas no desenvolvimento de bronquiectasias, pelo que podemos destacar alguns fenótipos particulares:

a. Bronquiectasia e DPOC: a bronquiectasia pode representar uma consequência da DPOC, ou estas duas patologias podem ser entidades separadas (síndroma de sobreposição). A associação destas duas doenças implica um risco acrescido de mortalidade, com uma maior taxa de exacerbação, maior produção de expetoração e obstrução mais grave das vias aéreas, com valores mais elevados de biomarcadores inflamatórios e colonização crónica com microrganismos potencialmente patogénicos, incluindo Pseudomonas aeruginosa.

Estabelecer o diagnóstico de bronquiectasia primária num doente com obstrução brônquica demonstrada na espirometria (redução do volume expiratório forçado num segundo para menos de 80% do previsto, consecutivamente, e com uma diminuição do índice de Tiffeneau - relação VEF1/CVF para menos de 70% do previsto), em comparação com a DPOC primária e a bronquiectasia secundária, representa um desafio.

b. Bronquiectasia e asma: uma vez que a asma é uma causa importante de bronquiectasia, a coexistência de outras patologias deve ser investigada em qualquer doente com asma que apresente exacerbações frequentes e não responda favoravelmente à terapêutica padrão. A presença de bronquiectasias triplica a taxa de exacerbação em doentes asmáticos, mas é difícil especificar qual a patologia, asma ou bronquiectasias, que levou à exacerbação aguda. Enquanto a bronquiectasia é caracterizada por uma inflamação neutrofílica, a sua associação com a asma brônquica leva à presença de uma inflamação eosinofílica, sendo esta última uma inflamação considerada reactiva ao tratamento anti-inflamatório inalatório.

c. ***Bronquiectasia e tuberculose pulmonar:*** em países com uma elevada prevalência de tuberculose, a bronquiectasia pós-tuberculosa é comum. Este fenótipo tem sido associado a um índice de massa corporal mais baixo, frequentemente com a presença de hemoptise, taxas mais elevadas de isolamento de micobactérias não tuberculosas a partir de amostras biológicas e VEF1 mais baixo(12).

As bronquiectasias idiopáticas ocupam o primeiro lugar em termos de frequência etiológica, seguidas das bronquiectasias pós-infecciosas, frequentemente devidas a infecções por Pseudomonas aeruginosa e Haemophilus influenzae. No caso das infecções, podemos especificar o seu duplo papel: em primeiro lugar, a infeção pulmonar é um fator determinante das bronquiectasias, especialmente através de micobactérias não tuberculosas que causam inflamação e, em segundo lugar, as infecções ocorrem como uma complicação das bronquiectasias pré-existentes, acelerando os processos patológicos.

Factores como a idade avançada, a redução do volume expiratório forçado no primeiro segundo (FEV1), o baixo índice de massa corporal, as exacerbações frequentes e os internamentos anteriores têm um impacto significativo na mortalidade dos doentes com bronquiectasias. Embora a etiologia não represente um fator decisivo para a taxa de mortalidade, a doença pulmonar obstrutiva crónica é uma das condições que constitui uma exceção à regra.

FISIOPATOGÉNESE DAS BRONQUIECTASIAS

A evolução das bronquiectasias é complexa, não é totalmente compreendida e é suscetível de variar em função da causa subjacente e de elementos modificadores significativos.

O epitélio das vias aéreas funciona como uma defesa física contra a infeção através da utilização de junções celulares estreitas, secreção de mucina, ação ciliar eficaz, produção de péptidos antimicrobianos e transporte ativo de iões. Acredita-se que todos estes mecanismos estejam comprometidos na bronquiectasia.

Sugere-se que a doença consista em duas fases: a fase inicial começa com uma lesão primária do revestimento das vias aéreas, levando à expansão dos brônquios e à perturbação da função mucociliar. Esta fase pode ser reversível se a causa subjacente for tratada ou removida.

Além disso, esta lesão cria condições para a infeção, inflamação e eliminação microbiana prejudicada devido a uma imunidade enfraquecida.

Nalguns casos, estas lesões desencadeiam um ciclo de autoperpetuação que conduz à progressão da doença. Embora a maioria das evidências apoie este modelo, continuam a existir lacunas significativas na nossa compreensão. Por exemplo, a inflamação e a bronquiectasia podem ocorrer mesmo na ausência de infeção.

Cole introduziu o primeiro modelo que explica a patogénese da bronquiectasia em 1986, denominado hipótese do "ciclo vicioso". Este modelo explica que uma infeção inicial prejudica a depuração mucociliar, permitindo que os microrganismos proliferem no trato respiratório, o que leva à inflamação e ao dano epitelial.

A presença contínua de microrganismos, que conduz a infecções crónicas das vias respiratórias, atrai células inflamatórias adicionais. Estas células libertam substâncias que prejudicam as vias respiratórias e perpetuam a inflamação.

O "ciclo vicioso" que ilustra a infeção, a inflamação das vias respiratórias e a lesão pulmonar, é o mecanismo amplamente aceite para a progressão do BCN (ver Figura 2). Este ciclo começa quando o sistema de defesa dos pulmões é afetado e a depuração mucociliar é reduzida.

Os possíveis factores que contribuem para esta deficiência podem envolver infecções graves do trato respiratório inferior, aspiração de fluidos estomacais ou exposição a gases nocivos. Além disso, vários processos inflamatórios podem desencadear uma inflamação localizada e sistémica, levando a alterações na estrutura das vias respiratórias brônquicas.

No entanto, uma causa específica permanece desconhecida num número substancial de doentes, variando entre 30% e 53%. Independentemente do fator desencadeante, quando a depuração mucociliar é prejudicada, o muco acumula-se nas vias respiratórias.

Como resultado, esta acumulação promove a colonização microbiana ou a infeção, desencadeando a inflamação subsequente. À medida que o hospedeiro se esforça por eliminar a infeção persistente, a inflamação das vias respiratórias evolui para uma doença crónica.

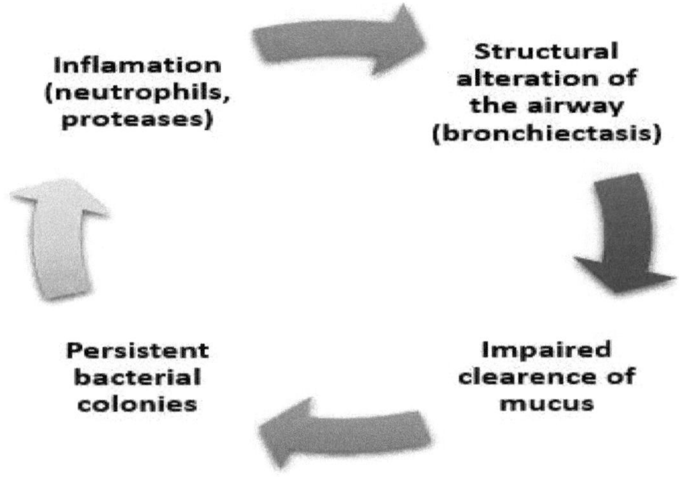

Figura 2. O "ciclo vicioso" proposto por Cole .

Aceita-se a hipótese patogenética do "círculo vicioso" de Cole, que destaca os aspectos importantes envolvidos: comprometimento da defesa pulmonar, resposta inflamatória, lesão do trato respiratório e infeção.

Após a lesão inicial do epitélio do trato respiratório, ocorre uma diminuição mucociliar e uma dilatação brônquica inicial, fase considerada reversível se o estímulo for removido.

Se a resposta inflamatória a curto prazo não conseguir proteger o hospedeiro, a inflamação torna-se crónica, conduzindo a danos nos tecidos pulmonares e à progressão da doença. Aparecem fissuras e microabscessos com organismos potencialmente patogénicos na mucosa, resultando no crescimento bacteriano e na amplificação da inflamação, altura em que o "ciclo vicioso" recomeça.

O epitélio do trato respiratório funciona como uma barreira física contra as infecções. Possui uma função ciliar que limpa eficazmente o muco e junções celulares estreitas que permitem o transporte ativo de iões (Cl, Na, etc.).

Os péptidos antimicrobianos, como a α1-antitripsina, que protegem o tecido alveolar de danos induzidos por enzimas (por exemplo, elastase de neutrófilos), completam a estrutura de defesa do epitélio do trato respiratório inferior. Se estes mecanismos estiverem comprometidos, desenvolve-se bronquiectasia (Figura 3 a e b).

Embora um quarto dos doentes possa apresentar inflamação eosinofílica mediada por células T helper 2, a caraterística da bronquiectasia é a inflamação neutrofílica mediada por células T helper 1, com secreção de citocinas/quimiocinas (IL-8, MIP-2, TNF), proteases e péptidos antimicrobianos (α1-antitripsina).

O aparecimento do agente patogénico faz com que o epitélio do trato respiratório transmita sinais traduzidos por inflamação, com o objetivo de estimular o recrutamento de macrófagos e, posteriormente, de neutrófilos a nível local. Apesar do extenso recrutamento de neutrófilos, se o agente causador não for eliminado pela defesa anti-elastase do trato respiratório, a infeção mantém mecanismos patogénicos e o hospedeiro desenvolve uma resposta exagerada na tentativa de debelar a infeção. Assim, a nível brônquico, há uma diminuição da depuração mucociliar e uma produção excessiva de muco, levando à obstrução, seguida de dilatação brônquica e, posteriormente, à destruição da parede bronquiolar).

A bronquiectasia ocorre quando os tubos brônquicos dos pulmões sofrem danos permanentes, fazendo com que se alarguem e engrossem.

Esta alteração estrutural cria um ambiente favorável à acumulação de bactérias e muco, levando a infecções recorrentes e bloqueios nas vias respiratórias (Figura 3 a,b).

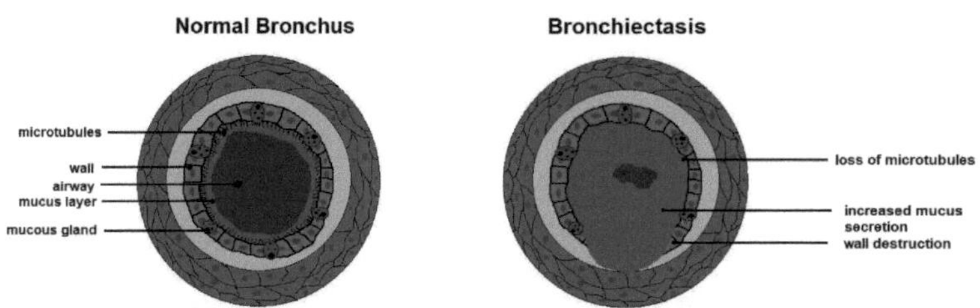

Figura 3.a.Estrutura de um brônquio normal b.Estrutura de um brônquio com bronquiectasia

Na bronquiectasia existe uma inflamação persistente, dilatação e lesão das vias aéreas, levando a um comprometimento do mecanismo de defesa da depuração mucociliar. (Figura 4 A e B).

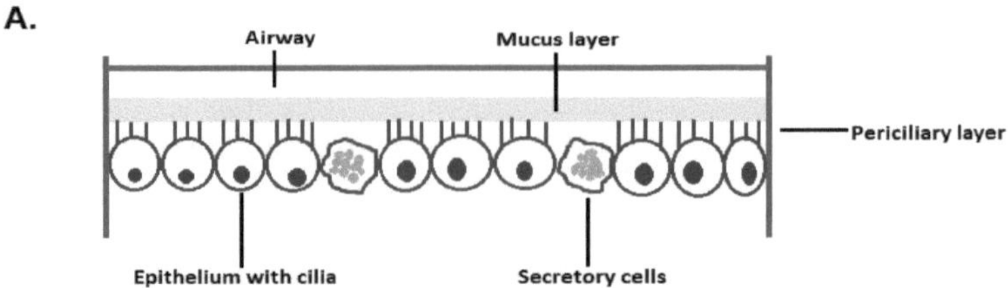

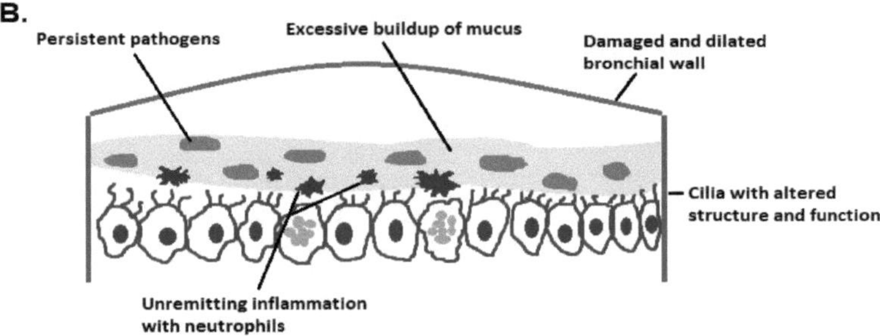

Figura 4. A: Via aérea normal com depuração funcional do muco; B: Via aérea com bronquiectasia com depuração deficiente do muco. Acumulação excessiva de muco. Parede brônquica dilatada e danificada. Cílios com estrutura e função alteradas. Inflamação incessante com neutrófilos.

Colonização e infeção microbiana

Na bronquiectasia, a via aérea é propensa à colonização microbiana devido ao muco espesso e à redução da depuração mucociliar. Estas caraterísticas, juntamente com uma imunidade desregulada, podem transformar organismos inofensivos em agentes patogénicos em determinadas condições.

A ocorrência de infecções pulmonares contribui significativamente para o aparecimento de inflamação das vias aéreas e de bronquiectasias. Os danos nas vias respiratórias provocados por infecções pulmonares graves ou repetidas durante a infância podem potencialmente levar ao desenvolvimento posterior de bronquiectasias. A bronquite bacteriana crónica, caracterizada por uma infeção bacteriana persistente das vias respiratórias com uma tosse que dura mais de quatro semanas, contribui para o desenvolvimento da doença.

Vários microrganismos, tais como bactérias, micobactérias, vírus e fungos, têm sido propostos para desencadear e manter a bronquiectasia. A quantidade de bactérias presentes, mais do que um determinado agente patogénico, é o principal fator que influencia a resposta inflamatória. Entre os doentes com bronquiectasia, as bactérias mais frequentemente identificadas nas secreções das vias aéreas incluem Haemophilus influenzae, Pseudomonas aeruginosa, Moraxella catarrhalis, Streptococcus pneumoniae e Staphylococcus aureus.

As MNT/Micobactérias não tuberculosas têm o potencial de induzir diretamente bronquiectasias ou infetar indivíduos já afectados por bronquiectasias, exacerbando a gravidade da doença.

A MNT mais frequentemente encontrada na bronquiectasia é o complexo Mycobacterium avium. Além disso, os doentes com infeção por MNT têm um risco mais elevado de desenvolver doença relacionada com Aspergillus spp. do que os doentes sem infeção por MNT, o que sugere um possível fator de suscetibilidade comum. Embora os papéis específicos dos vírus e dos fungos estejam a tornar-se evidentes, os mecanismos subjacentes permanecem incertos.

Os biofilmes são comunidades estruturadas de bactérias, encerradas numa matriz extracelular, que oferecem estabilidade e proteção contra as células de defesa do hospedeiro, proteínas e agentes antimicrobianos. Composta principalmente por polissacáridos, lípidos, proteínas e ADN bacteriano, a matriz facilita a formação do biofilme.

A comunicação entre bactérias em biofilmes através da deteção de quorum (QS) aumenta a sua virulência. A resistência aos antibióticos, parcialmente atribuível à entrada restrita de antimicrobianos nos biofilmes, é agravada por factores como a diminuição da atividade metabólica das bactérias e o ambiente de baixo oxigénio no interior dos biofilmes. Substâncias naturais como o ajoene (presente no alho), a iberina (do rábano) e o eugenol (do cravinho) revelaram potencial para diminuir o quorum sensing (QS) e a formação de biofilmes, embora não existam ensaios clínicos exaustivos.

A utilização consistente de antibióticos macrólidos é a principal abordagem estabelecida para evitar exacerbações na bronquiectasia. Para além de aliviar a inflamação neutrofílica, os mecanismos alternativos podem incluir a supressão ou inibição da QS e da formação de biofilme.

O Quorum Sensing (QS) é um tipo de comunicação bacteriana que determina a expressão genética. Através de uma série de reacções bioquímicas, o QS desencadeia a produção de vários factores de virulência, incluindo proteases, piocianina (que também dá o aspeto azul-verde à Pseudomonas aeruginosa em cultura) e lipopolissacáridos (LPS). Essencialmente, o QS permite que as bactérias regulem a expressão de genes específicos apenas quando a população bacteriana atinge um determinado limiar, altura em que essa expressão se torna útil (por exemplo, durante a formação de biofilme ou a produção de toxinas). O QS, juntamente com a capacidade de perceber e responder ao ambiente, bem como a formação de biofilmes, são mecanismos muito importantes para a iniciação, propagação e persistência de infecções por Pseudomonas aeruginosa.

Microbioma

As culturas microbiológicas convencionais detectam normalmente Pseudomonas aeruginosa gram-negativa, Haemophilus influenzae e outros agentes patogénicos; no entanto, podem não detetar bactérias especiais com potencial patogénico. As culturas de anaeróbios não são normalmente efectuadas na prática comum. Embora as culturas bacterianas quantitativas ofereçam certas vantagens, não são facilmente acessíveis e a sua eficácia na expetoração versus lavagem broncoscópica continua a ser discutível. Foram desenvolvidas novas técnicas moleculares para ajudar a direcionar a terapêutica antimicrobiana.

A definição mais simples do microbioma é que consiste em todo o material genético derivado de microrganismos num determinado ambiente. A metodologia do microbioma mais utilizada na investigação das bronquiectasias é a sequenciação do RNA ribossómico 16S. Os filos bacterianos mais comuns descobertos são Proteobactérias (que incluem Pseudomonas e Haemophilus), Firmicutes e Bacteroidetes.

A microbiota das vias aéreas saudáveis difere significativamente da microbiota das vias aéreas com bronquiectasia, que se caracteriza por uma depuração mucociliar deficiente e apresenta frequentemente vias aéreas dilatadas e convolutas com áreas que proporcionam um ambiente de desenvolvimento para as bactérias. Os estudos do microbioma permitem a deteção de material genético de todas as espécies, sem a capacidade de quantificar o número de organismos.

Por conseguinte, a utilidade destes estudos assenta na identificação de tendências e na relevância dos organismos detectados durante as fases estáveis e de exacerbação da doença. Apesar de esta tecnologia analítica não ser nova, os avanços recentes começaram a revelar conhecimentos que ultrapassam os fornecidos pelos métodos de cultura tradicionais. Os estudos iniciais do microbioma confirmaram a presença predominante dos géneros Pseudomonas e Haemophilus.

Em períodos de exacerbação, as investigações que visam a análise do microbioma têm produzido resultados diversos, com algumas investigações a indicarem alterações ligeiras na diversidade, enquanto outras salientam variações significativas. Relativamente à gravidade da bronquiectasia, determinada pelo nível de comprometimento ou reduções no FEV1, a redução da diversidade de organismos está associada a alterações mais significativas.

Diminuição da depuração mucociliar

As vias aéreas dependem da depuração mucociliar, um mecanismo essencial de auto-limpeza. Estruturas semelhantes a pêlos, denominadas cílios, estão fixadas à superfície das células epiteliais que revestem as vias respiratórias. Estes cílios batem ritmicamente, direcionando o material para a faringe. Trabalhando em conjunto com o muco, os cílios criam uma escada rolante mucociliar, transportando eficazmente agentes estranhos para a faringe para serem engolidos ou expulsos através da tosse.

Os danos nos cílios e na escada rolante mucociliar associada podem levar a bronquiectasias. O aprisionamento de muco causa obstrução e dilatação das vias aéreas e proporciona um ambiente adequado para a infeção. Vários factores podem causar a redução do batimento ciliar, incluindo o cianeto produzido pela P. aeruginosa e as proteases dos neutrófilos, e a eliminação dos cílios das vias aéreas resulta em bronquiectasias não inflamatórias e hiperreactividade das vias aéreas.

Os defeitos estruturais das vias aéreas podem contribuir para prejudicar a função da escada rolante mucociliar e, por conseguinte, a desobstrução das vias aéreas. Os defeitos anatómicos das vias aéreas, tais como

- traqueomalácia (amolecimento da cartilagem que mantém a permeabilidade da traqueia),
- broncomalácia (amolecimento da cartilagem das paredes dos brônquios) e
- traqueobroncomegalia (uma doença congénita rara caracterizada por um alargamento das vias respiratórias superiores),

pode levar a bronquiectasias devido a uma desobstrução deficiente das vias respiratórias, a um excesso de secreções e a infecções recorrentes.

A bronquiectasia pode resultar de danos nos cílios e na escada rolante mucociliar. A obstrução e o alargamento das vias aéreas ocorrem devido ao aprisionamento do muco, criando um terreno ideal para o desenvolvimento de infecções. Vários factores, como o cianeto da P. aeruginosa e as proteases dos neutrófilos, podem reduzir o movimento ciliar.

A perda de cílios das vias aéreas leva a bronquiectasias não inflamatórias e a um aumento da sensibilidade das vias aéreas. As anomalias estruturais das vias respiratórias diminuem a eficácia da escada rolante mucociliar e, por conseguinte, inibem a desobstrução das vias respiratórias. As anomalias anatómicas, como a traqueomalácia, a broncomalácia e a traqueobroncomegalia, podem exacerbar as bronquiectasias, afectando a depuração das vias aéreas, promovendo secreções excessivas e facilitando as infecções recorrentes.

Outros mecanismos

O stress oxidativo das vias respiratórias, marcado por alterações estruturais e funcionais causadas por espécies reactivas de oxigénio, bem como pela hipoxia, resulta do consumo de nutrientes pelas células inflamatórias e pelas bactérias, associado a uma diminuição do fornecimento de sangue oxigenado às zonas pulmonares danificadas. Este stress oxidativo está ligado aos danos nas vias respiratórias observados na bronquiectasia.

Na bronquiectasia, os níveis elevados de espécies reactivas de oxigénio provêm principalmente de células imunitárias activadas, sendo detectados níveis elevados de H2O2 no ar expirado, o que se correlaciona com uma carga elevada de neutrófilos, com a função pulmonar e com a gravidade da doença.

Outro fator que agrava o stress oxidativo e a inflamação são as infecções bacterianas, que atraem os fagócitos, induzem a peroxidação dos lípidos e a libertação de hemoxigenase-1, uma proteína envolvida na resposta ao stress.

O papel da deficiência de vitamina D na patogénese da bronquiectasia permanece pouco claro. É incerto se a deficiência de vitamina D, potencialmente prejudicando a imunidade inata, contribui para a bronquiectasia ou se é uma consequência da mesma. A redução da exposição à luz solar exterior devido à doença grave, à diminuição da mobilidade e à redução da capacidade de exercício na bronquiectasia também pode levar à deficiência de vitamina D (devido à doença mais grave e à redução da mobilidade e da capacidade de exercício).

A compreensão da forma como a inflamação crónica da parede das vias aéreas conduz à dilatação dos brônquios ainda não é clara. A deterioração de diferentes componentes da parede das vias aéreas pode contribuir para a redução da integridade estrutural, resultando no desenvolvimento de paredes das vias aéreas mais fracas e mais flexíveis. A dilatação pode surgir em parte devido à "tração" circunferencial nas paredes causada pelo recuo elástico do parênquima. Embora o mecanismo possa parecer semelhante, é importante diferenciá-lo da "bronquiectasia de tração", em que o recuo elástico excessivo do pulmão, frequentemente devido a doença intersticial, provoca a dilatação de vias aéreas tipicamente normais. Normalmente, a bronquiectasia de tração não produz quaisquer sinais e sintomas clínicos.

Foram sugeridos mecanismos adicionais para a dilatação brônquica, tais como a pressão intraluminal elevada devido à obstrução por muco e à tosse persistente. No entanto, estes parecem menos prováveis como contribuintes significativos, considerando que a grande maioria dos doentes com tosse crónica não relacionada com infeção crónica não apresenta dilatação brônquica.

Para além disso, a descoberta de bronquiectasias incidentalmente em doentes sem tosse substancial ou tampões de muco não é rara. Da mesma forma, a deteção de dilatação brônquica nas vias aéreas proximais, que provavelmente não estavam totalmente obstruídas, desafia a noção de aumento da pressão luminal como causa primária da dilatação na maioria dos casos. No entanto, a ocorrência frequente de obstrução mucosa proximal e bronquiectasias na aspergilose broncopulmonar alérgica implica que esta possibilidade não pode ser totalmente ignorada.

MORFOPATOLOGIA NA BRONQUIECTASIA

A principal alteração identificada num doente bronquiectásico é a dilatação dos brônquios de tamanho médio. Para além do aumento do diâmetro dos brônquios, a microscopia ótica revela outras alterações na parede brônquica e no interstício: visualizam-se secreções mucosas no interior dos brônquios, a mucosa está ulcerada, por vezes necrótica e edematosa, resultando num espessamento da parede brônquica. As fibras elásticas e musculares estão danificadas e desorganizadas, bem como a cartilagem. Pode aparecer tecido de granulação na submucosa. Se a bronquiectasia persistir, ocorrem alterações na circulação. As artérias aumentam de diâmetro e tornam-se tortuosas e, com o tempo, desenvolvem-se anastomoses entre a circulação brônquica e a circulação pulmonar, levando à formação de shunts da esquerda para a direita.

Topograficamente, as alterações mais comuns são unilaterais (70%), sendo que apenas um terço é bilateral. Quanto às regiões, os lobos inferiores são os mais frequentemente afectados, provavelmente devido à má drenagem. Os lobos superiores são afectados sobretudo na bronquiectasia pós-tuberculosa. Nesta situação, a drenagem é mais eficaz, pelo que podem permanecer assintomáticos.

L.M. Reid propôs uma classificação universalmente aceite dos tipos de bronquiectasias com base nos resultados broncográficos. Assim, as bronquiectasias são divididas em três categorias:

- Bronquiectasias cilíndricas, que têm um diâmetro constante e a substância de contraste termina abruptamente devido a um tampão de secreções; neste caso, as alterações da parede brônquica são pouco significativas.
- Bronquiectasias varicosas ou em forma de grânulos, em que o seu diâmetro é diferente, alternando áreas dilatadas com zonas estenóticas; as alterações estruturais são mais intensas do que nas cilíndricas.

- Bronquiectasias quísticas, em que as dilatações são acentuadas e se estendem por distâncias consideráveis, atingindo por vezes a pleura; as alterações estruturais são significativas, envolvendo o parênquima pulmonar, representando o estádio mais avançado de evolução, pelo que podem ser visualizadas nas radiografias de tórax sem contraste.

DIAGNÓSTICO POSITIVO EM BRONQUIECTASIAS

A construção de um diagnóstico positivo de bronquiectasia integra elementos clínicos e paraclínicos, resultando numa avaliação cuidadosa e faseada.

Deve suspeitar-se de bronquiectasia nos doentes que relatam uma história de tosse produtiva, juntamente com qualquer um dos seguintes factores

- grupo etário predisponente
- historial de sintomas respiratórios ao longo de vários anos
- ausência de consumo de tabaco
- uma quantidade significativa de expetoração diária, predominantemente purulenta
- apresentação clínica por vezes com episódios de hemoptise e colonização da expetoração com Pseudomonas aeruginosa

A deteção de bronquiectasias requer o reconhecimento clínico da doença, o que resulta na requisição de testes essenciais para confirmar ou rejeitar o diagnóstico e identificar potenciais doenças associadas ou condições subjacentes.

A identificação atempada facilita a obtenção de objectivos de tratamento numa fase mais precoce, melhorando potencialmente a qualidade de vida (QV) dos doentes e impedindo potencialmente o avanço da doença . No entanto, muitos doentes com bronquiectasias recebem o seu diagnóstico numa fase tardia.

1. manifestações clínicas

As manifestações clínicas observadas na bronquiectasia ocorrem devido à própria doença (tosse, expetoração purulenta) ou devido a doenças ou condições associadas que levam à bronquiectasia. De seguida, apresento exemplos de apresentações clínicas ligadas ao processo bronquiectásico.

Em termos de história da doença, os indivíduos descrevem tipicamente um início insidioso, um curso prolongado marcado por episódios bronquíticos frequentes e períodos intermitentes de remissão.

A progressão da doença não é linear; envolve fases de exacerbação e períodos de remissão intercríticos durante os quais o doente pode estar completamente assintomático ou pode apresentar uma sintomatologia mínima.

A sintomatologia (Tabela 2) causada pelas bronquiectasias é muito variável e pode ter diferentes graus de gravidade, o que nos permite agrupar estes doentes em três grupos: assintomáticos, pouco sintomáticos e com um largo espetro de sintomas ou exacerbações frequentes.

Entre os doentes sintomáticos, os sintomas mais frequentemente encontrados incluem tosse produtiva crónica, frequentemente mais acentuada de manhã, um processo designado por "higiene brônquica matinal" (presente em 98% dos casos), produção excessiva de expetoração purulenta (78%) e infecções respiratórias recorrentes. Por vezes, estas manifestações são acompanhadas de dor torácica pleurítica (durante a tosse), hemoptise, falta de ar e cansaço físico.

A manifestação clínica mais comum observada na bronquiectasia é a tosse persistente acompanhada pela produção de expetoração purulenta. Segundo a investigação, esta situação ocorre em cerca de 84% dos doentes e reduz significativamente a sua qualidade de vida. Geralmente, a eliminação da expetoração ocorre de manhã (a chamada "higiene brônquica matinal") ou depois de o doente estar deitado durante um longo período de tempo.

Tradicionalmente, a expetoração é descrita como tendo camadas distintas: uma camada superior espumosa, uma camada intermédia mucopurulenta e uma camada inferior purulenta. Durante os surtos infecciosos, a camada purulenta pode parecer esverdeada, mas após o tratamento com antibióticos, tende a tornar-se esbranquiçada. Nos episódios infecciosos que envolvem bactérias anaeróbias, a expetoração emite um odor desagradável.

O volume de expetoração produzido durante 24 horas varia e está correlacionado com a gravidade da doença. Por conseguinte, distinguem-se três fases:

- Bronquiectasia limitada - menos de 10 ml de expetoração por 24 horas;
- Bronquiectasia moderada - entre 10 e 150 ml de expetoração por 24 horas;
- Bronquiectasia grave - mais de 150 ml de expetoração por 24 horas.

Raramente, os doentes podem apresentar uma tosse seca ou uma produção mínima de expetoração, particularmente nos casos de bronquiectasia pós-tuberculosa que afecta os lobos superiores. É mais provável que estes doentes apresentem hemoptise.

À medida que a gravidade da doença progride, podem surgir outras manifestações desta doença. Estes sintomas incluem hemoptise, falta de ar, perda de peso e fadiga. A localização geográfica, as causas subjacentes, a gravidade da bronquiectasia e a presença de outras condições médicas afectam a sua presença em diferentes populações de todo o mundo.

A hemoptise, um sintoma frequentemente observado em doentes com bronquiectasias, apresenta-se muitas vezes em pequenas quantidades. No entanto, nos casos de progressão prolongada da doença em que existem anastomoses estabelecidas entre as artérias brônquicas e pulmonares, pode ser maciça devido à pressão elevada. A gravidade da hemoptise varia habitualmente de ligeira a moderada, mas as taxas de mortalidade por esta causa têm diminuído significativamente, representando atualmente cerca de 2% dos casos.

A dispneia é mais frequente nos casos de bronquiectasias generalizadas e de longa duração. Pode resultar da presença da própria bronquiectasia, que ao longo do tempo prejudica a ventilação pulmonar, ou pode estar associada a comorbilidades como a DPOC, obstruções brônquicas ou enfisema.

Estes doentes sofrem frequentemente de rinossinusite crónica, com manifestações que variam desde uma descarga nasal ocasional até uma sinusite purulenta grave em 70% dos doentes, sendo que em 30% dos casos é recorrente e requer cirurgia.

Enquanto um número significativo de doentes com bronquiectasias passa por episódios frequentes de pneumonia que resultam em internamentos hospitalares, a sua qualidade de vida também é grandemente afetada pela depressão e ansiedade. Nos doentes com esta doença, a hemoptise é ocasionalmente considerada como um risco de vida (em 26-51% dos indivíduos é ligeira).

A **progressão** do BCN é caracterizada por exacerbações intermitentes. Geralmente, são precipitadas por uma infeção brônquica e consistem numa deterioração aguda dos sintomas respiratórios. Estes doentes apresentam um aumento da produção de expetoração ou purulência, agravamento da tosse e da dispneia e sintomas sistémicos, necessitando de tratamento com antibióticos.

Não existem sinais específicos a serem observados no exame físico do doente, mas podem ser identificados cianose, perda de peso, baqueteamento digital (em 2%-3% dos indivíduos) e pieira (em 22% dos casos). 17,29,31 À auscultação, os estertores crepitantes são geralmente bilaterais e basais em 75% dos casos, enquanto a pieira pode ser detectada em 22% dos casos.

Tabela 2. **Sinais e sintomas de apresentação de bronquiectasias**

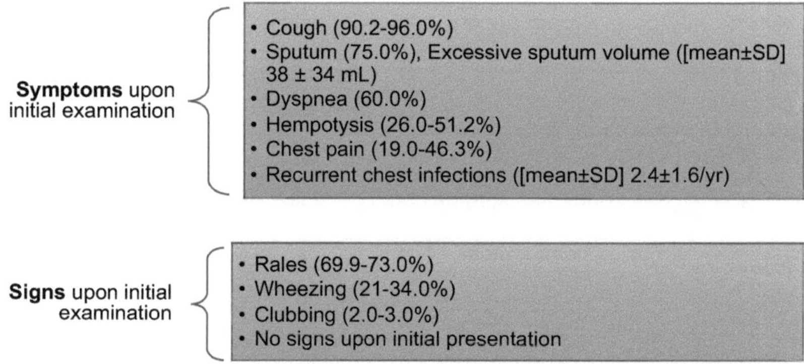

Nota: DP=desvio-padrão

Em resumo, o diagnóstico de bronquiectasia pode ser suspeitado com base nos achados clínicos de um doente que apresente tosse produtiva crónica e episódios frequentes de infecções respiratórias que demoram a desaparecer ou não regridem completamente. O reconhecimento imediato desta doença é vital na prática médica, uma vez que o início precoce do tratamento conduz a um prognóstico e a um resultado mais favoráveis.

As EXACERBAÇÕES DE BRONQUITEZ requerem uma definição precisa para ajudar na gestão clínica. O desafio reside tanto no estabelecimento de limiares específicos para as diversas etiologias e sintomas, como na determinação da duração mínima necessária para classificar uma exacerbação. Os sintomas cardinais no contexto de uma exacerbação são: tosse, volume da expetoração, consistência ou purulência, hemoptise, dispneia ou diminuição da tolerância ao exercício, fadiga e a decisão do médico de alterar o tratamento. Tal como proposto por Amati et al (1) e Hill et al (19), o agravamento de 3 destes sintomas durante 48 horas ou mais deve ser considerado uma exacerbação·

As exacerbações frequentes surgem como o preditor mais robusto da frequência de exacerbações subsequentes, de acordo com uma revisão realizada por Chalmers et al, que envolveu 2.572 doentes com o objetivo de estabelecer um fenótipo clínico para indivíduos com bronquiectasias.

Consequentemente, para os indivíduos que sofrem uma exacerbação por ano, a taxa de incidência de futuras exacerbações é de 1,73, para os que têm duas exacerbações é de três e para os que têm três ou mais é de 5. Sem uma gestão clínica óptima, estes doentes são susceptíveis de sofrer uma diminuição significativa da qualidade de vida, um aumento dos internamentos e riscos de mortalidade potencialmente elevados.

Após a realização da anamnese e do exame físico que levantam a suspeita de bronquiectasia, o doente deve ser submetido a uma série de exames para estabelecer um diagnóstico definitivo. Ao alinhar os achados clínicos com os resultados dos exames paraclínicos, o diagnóstico de bronquiectasia pode ser apoiado.

2. A avaliação paraclínica, para além de uma anamnese exaustiva, implica a realização de uma série de exames médicos de rotina, a começar pelos exames laboratoriais (como se indica a seguir), a avaliação imagiológica, as provas de função respiratória e, em casos específicos, a broncoscopia.

Por conseguinte, o diagnóstico de bronquiectasia é estabelecido com base em várias investigações, incluindo:

a. O exame da **história clínica** do doente **e das condições de saúde concomitantes** resulta num historial médico abrangente que oferece informações valiosas sobre o estado de saúde do indivíduo e ajuda a estabelecer o diagnóstico. A bronquiectasia é frequentemente interpretada como uma exacerbação da DPOC ou da asma, pelo que a compreensão das comorbilidades é fundamental para orientar o diagnóstico e gerir o caso.

As comorbilidades comuns incluem doenças malignas (como o cancro do pulmão), doenças respiratórias (asma, DPOC) e doenças cardiovasculares. As comorbilidades entre os doentes com bronquiectasias podem ser causais, sinérgicas ou meras associações coincidentes.

b. A recolha de **amostras biológicas** envolve a realização de um hemograma completo, a análise da proteína C-reactiva (PCR) e a análise das transaminases.

Embora o hemograma possa parecer normal inicialmente, com a evolução prolongada da doença, pode desenvolver-se uma anemia normocítica normocrómica, caraterística das infecções crónicas. Durante as crises agudas, há um desvio para a esquerda na fórmula leucocitária e uma elevação da VHS (velocidade de sedimentação de eritrócitos).

Além disso, é essencial avaliar os níveis séricos totais de IgE e determinar a sensibilização (através de testes específicos de IgE ou de um teste cutâneo de punção) ao Aspergillus fumigatus em todos os doentes com bronquiectasia. Para a identificação de imunodeficiências (por exemplo, Agamaglobulinemia, infeção por VIH) que aumentam a suscetibilidade do hospedeiro a infecções pulmonares, resultando em inflamação e desregulação do sistema imunitário, recomenda-se a recolha de amostras para análise de IgA, IgG e IgM.

É essencial efetuar testes serológicos especializados para excluir outras doenças (anticorpos contra o VIH, α1-antitripsina em indivíduos com enfisema; fator reumatoide, anticorpos anti-péptido citrulinado cíclico/CCP, anticorpos antinucleares/ANA, anticorpos anti-neutrófilos citoplasmáticos/ANCA em doentes com sinais de artrite, doença do tecido conjuntivo e/ou vasculite sistémica; anticorpos A, B para a síndrome de Sjögren, testes para excluir fibrose quística, testes para a discinesia ciliar primária).

Além disso, a medição dos níveis iniciais de anticorpos específicos contra os polissacáridos capsulares do Streptococcus pneumoniae deve completar as investigações paraclínicas.

c. O exame da expetoração engloba a investigação microbiológica e a análise cultural, servindo como método principal para avaliar a etiologia das infecções do trato respiratório. Desempenha um papel crucial na monitorização e orientação do tratamento de acordo com os resultados do antibiograma. Normalmente, a expetoração apresenta-se purulenta e baça, com um odor desagradável e fetidez variável nas infecções por organismos anaeróbios; em 24 horas, é produzido um volume de expetoração superior a 30-40 ml ou mesmo 300-400 ml nos casos graves.

Haemophilus influenzae (47%), Pseudomonas aeruginosa (12%) e Moraxella catarrhalis (8%) são os microrganismos inicialmente identificados na expetoração de doentes com BCN.

À medida que o tempo avança, a Pseudomonas é isolada com maior frequência, sendo que seis anos após o diagnóstico é a mais comummente identificada (18%), juntamente com a H. influenzae (40%) e a M. catarrhalis (7%).

As bactérias Gram-positivas são encontradas com menos frequência do que as Gram-negativas (Streptococcus pneumoniae em 4% dos casos, Staphylococcus aureus em 3% dos casos). Os doentes com Pseudomonas tendem a registar uma progressão mais grave da doença, um declínio mais rápido da função pulmonar, uma maior frequência de crises e uma diminuição da qualidade de vida. Consequentemente, estes indivíduos têm de ser monitorizados de perto e avaliados para intervenções terapêuticas potencialmente mais agressivas.

As micobactérias não tuberculosas (MNT) representam 2%-30% dos agentes patogénicos isolados de doentes com BCN, com um aumento contínuo da incidência, sendo o complexo Mycobacterium avium o mais frequentemente encontrado.

A presença de vias aéreas dilatadas facilita a acumulação de secreções nas regiões inferiores dos pulmões, onde pode ocorrer a colonização crónica com bactérias, levando a episódios recorrentes de pneumonia ou a exacerbações de bronquiectasias. Anormalidades pré-existentes que podem ou não ser atribuídas à MNT levam a dificuldades quando se trata de diagnosticar infecções por MNT.

Nos casos em que a bronquiectasia se localiza principalmente nos lobos superiores, é necessário realizar um exame de tuberculose (TB) com o objetivo de diagnosticar a potencial presença de tuberculose como causa subjacente da bronquiectasia.

Os surtos nem sempre indicam uma infeção por novas bactérias, mas podem também indicar uma carga acrescida destes mesmos organismos em termos de quantidade.

À medida que os doentes envelhecem, a Pseudomonas aeruginosa torna-se cada vez mais prevalente como bactéria etiológica, levando a um aumento do número de exacerbações e, consequentemente, reduzindo a qualidade de vida.

Tem havido debates sobre o papel dos fungos na bronquiectasia, com a possibilidade de poderem servir como factores desencadeantes de exacerbações. Geralmente, o exame da expetoração revela a presença de bactérias e raramente de fungos, sendo o Aspergillus spp. o fungo mais frequentemente isolado.

3. os exames imagiológicos incluem

A. RADIOGRAFIA PULMONAR. Os brônquios normais estreitam gradualmente o seu diâmetro à medida que se aproximam da periferia do pulmão. O indicador mais sensível de bronquiectasia é a ausência de afilamento dos brônquios normais num comprimento superior a 2 cm para além de uma bifurcação das vias aéreas, melhor observada no terço externo dos pulmões.

Na radiografia do tórax, as bronquiectasias caracterizam-se pela presença de densidades lineares paralelas que se assemelham a "rastos de elétrico" ou a sombras de anéis, representativas de paredes brônquicas espessadas e anormalmente dilatadas.

Morforadiologicamente, distinguem-se três tipos de bronquiectasias (Figura 5):

- Cilíndrica ou tubular: embora as paredes brônquicas estejam dilatadas, mantém-se uma forma cilíndrica que se estende até à periferia do pulmão
- Varicoso ou moniliforme: Este tipo apresenta zonas constritivas focais ao longo das vias aéreas dilatadas, resultando numa aparência de "contas" semelhantes a veias varicosas.
- Cística ou sacular: a fase mais avançada, caracterizada por uma dilatação progressiva das vias respiratórias, que se assemelha a quistos ou a cachos de uvas ao longo de um ramo.

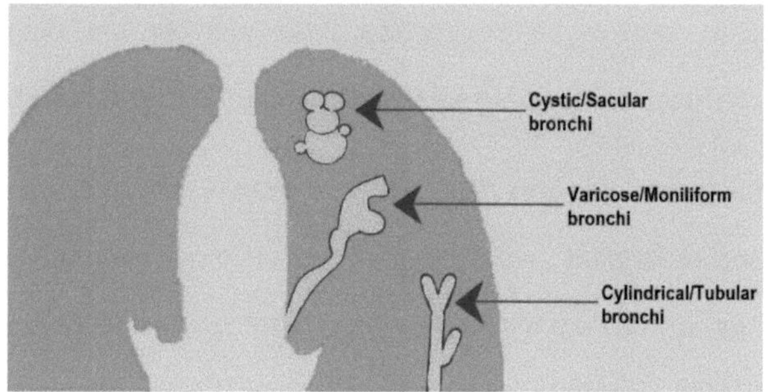

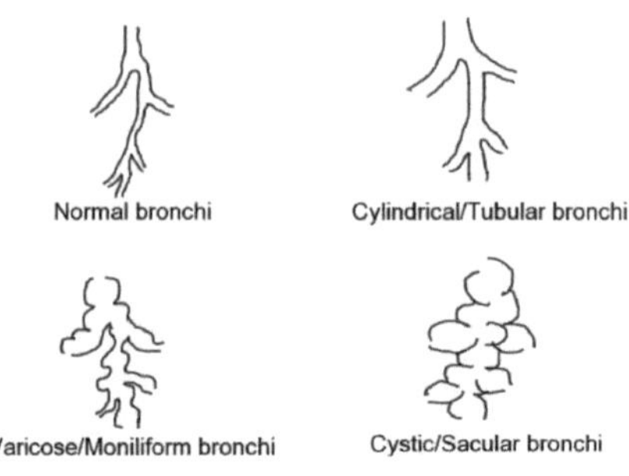

Figura 5. Tipos de bronquiectasias (classificação radiológica): cilíndricas, varicosas, císticas e brônquios normais (fonte internet)

Em casos de produção persistente de expetoração mucopurulenta ou purulenta, especialmente quando existem factores de risco associados, é aconselhável realizar uma **investigação** exaustiva **para detetar bronquiectasias**. Esta investigação implica normalmente uma radiografia de base do tórax, que serve como ferramenta de rastreio para excluir patologias alternativas, mas não é suficientemente sensível ou específica para fornecer um diagnóstico de bronquiectasia, pelo que também é necessária uma TAC de secção fina do tórax.

A **radiografia normal de tórax** (RXT) é habitualmente utilizada como ferramenta de diagnóstico inicial para avaliar doentes com sintomas respiratórios crónicos. No entanto, de acordo com a investigação, as radiografias de tórax apresentam uma sensibilidade moderada (88%) mas uma especificidade relativamente baixa (74%) na identificação de bronquiectasias e, consequentemente, são consideradas insuficientes para diagnosticar ou quantificar com precisão a extensão desta doença, particularmente nos casos menos graves.

B. A tomografia computorizada (TC - Figura 6) é frequentemente preferida às radiografias de tórax de rotina para detetar lesões pormenorizadas, especialmente quando se suspeita de bronquiectasias, uma vez que proporciona imagens mais completas (Figura 6 A,B,C).

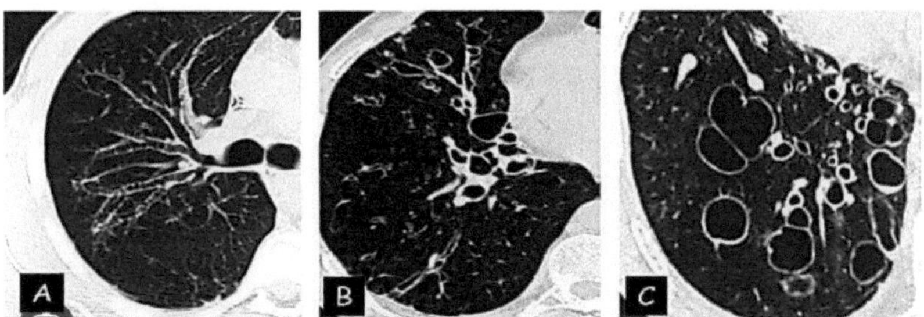

Figura 6. TC de tórax mostrando tipos de bronquiectasias A. cilíndrica, B. varicosa, C. cística (fonte internet)

Embora as diretrizes actuais aconselhem o estabelecimento do diagnóstico de bronquiectasias em doentes com sintomas clínicos através de tomografia computorizada de alta resolução (TCAR), existe um argumento de que a TC volumétrica com TCAR deve ser o padrão preferido.

Embora os critérios de diagnóstico de bronquiectasia não sejam unânimes, a maioria dos estudos descreve bronquiectasia quando o rácio bronco-arterial (BAR) excede 1 ou 1,5, dado que o diâmetro luminal interno do brônquio deve ser inferior ao diâmetro externo do vaso sanguíneo vizinho em qualquer ponto do pulmão (Figura 7).

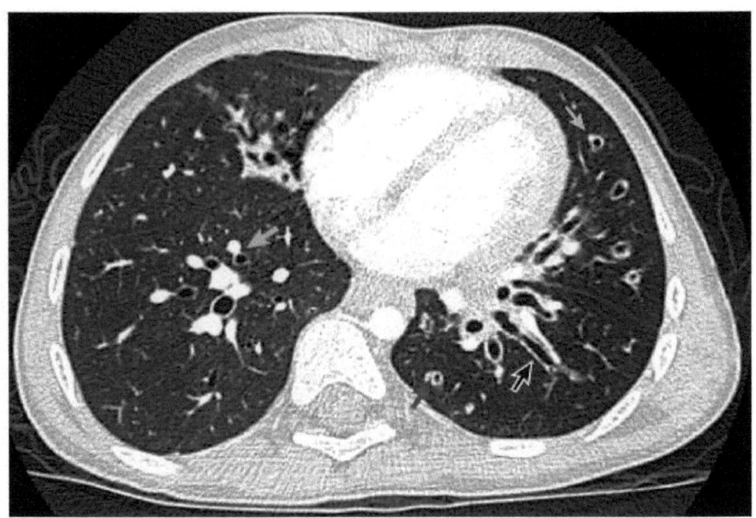

Figura 7. TAC de alta resolução - Brônquios dilatados com vasos sanguíneos adjacentes, com o sinal do anel de sinete:
- a seta azul assinala os brônquios tubulares no lobo inferior direito
- a seta amarela assinala brônquios varicosos a quísticos na língula esquerda; estes brônquios também estão presentes no lobo médio e no lobo inferior direito
A seta preta assinala o não afunilamento dos brônquios no lobo inferior esquerdo, sendo também visíveis os brônquios que confinam com a pleura mediastínica ou na periferia de 1-2 cm da língula esquerda e do lobo inferior (indicados pela seta vermelha)

A TCAR (TC de alta resolução) representa o "padrão de ouro" para confirmar a presença de bronquiectasias e determinar a sua extensão. A presença de dilatação dos brônquios, com um rácio bronco-arterial superior a 1 (em que o diâmetro dos brônquios ultrapassa o dos vasos sanguíneos vizinhos - como ilustrado na figura 8 A,B,C) é o sinal cardinal de bronquiectasia. Além disso, a bronquiectasia é caracterizada pela ausência de afilamento brônquico à medida que os brônquios se estendem em direção à periferia do pulmão e pela visualização de vias aéreas a 1 cm de distância da pleura ou mesmo em contacto direto com a superfície pleural mediastínica.

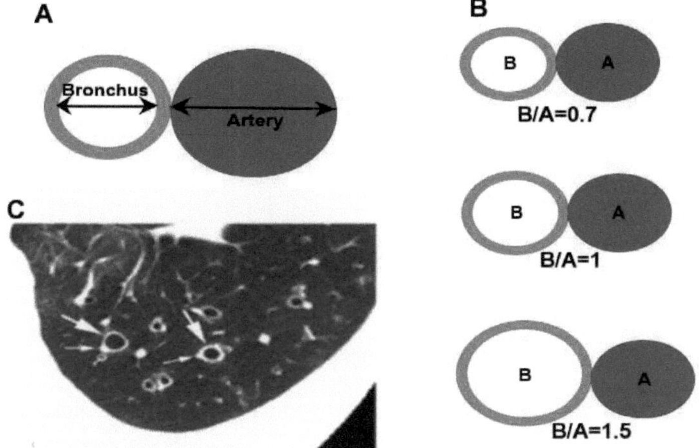

Figura 8.

A. Rácio bronco-arterial normal (BAR);
B. Enquanto os brônquios com um aspeto normal podem apresentar um BAR de 0,7 ou 1, um rácio ≥1 indica quase sempre bronquiectasia;
C. O sinal do anel de sinete na TCAR (seta pequena - artéria pulmonar, seta grande - brônquio dilatado com parede fina) (42).

Existem várias situações em que uma dilatação moderada das vias aéreas, precisamente um rácio bronco-alveolar entre 1 e 1,5, pode estar dentro dos valores normais:

- Idade avançada,
- Indivíduos que vivem em grandes altitudes e que sofrem de hipoxemia (resultando num aumento da relação bronco-arterial devido à vasoconstrição da artéria pulmonar),
- Certas infecções, como a broncopneumonia .

Em certos casos necessários, a LDCT (Low Dose-CT) pode ser uma escolha fiável. Apesar de oferecer imagens de menor qualidade em comparação com a

TCAR, a utilização de doses mínimas de radiação por parte da TCBL permite a sua repetição de forma económica num curto período de tempo. Consequentemente, torna-se essencial para avaliações em grande escala ou em estudos clínicos.

4. testes de função pulmonar

Avaliação da função respiratória. Os indivíduos diagnosticados com bronquiectasia podem apresentar disfunção ventilatória obstrutiva, disfunção ventilatória restritiva ou valores espirométricos dentro dos limites da normalidade.

A função pulmonar tende a não ser afetada se a bronquiectasia estiver limitada a um pequeno número de lobos. Nos casos mais graves, a espirometria revela obstrução, com FEV1 reduzido, mas volumes pulmonares normais.

A obstrução grave (FEV1 <50%) está frequentemente associada a infeção por Pseudomonas ou colonização prévia. Ocasionalmente, pode também ser detectado um perfil misto (tanto obstrutivo como restritivo) com redução do FEV1 e da FVC. Recomenda-se a reavaliação da função pulmonar pelo menos uma vez por ano.

A espirometria é habitualmente utilizada para avaliar indivíduos com sintomas respiratórios, ajudando na identificação e avaliação da gravidade de doenças subjacentes, como a doença pulmonar intersticial, a asma e a hipertensão pulmonar, e ajudando também a monitorizar a progressão da doença em doentes com bronquiectasias. Nestes doentes, o exame deve ser efectuado pelo menos uma vez por ano.

A maioria dos doentes com bronquiectasias apresenta tipicamente uma obstrução ligeira a moderada das vias aéreas (relação VEF1/CVF <70 e VEF1 >50% do valor previsto).

Um historial de infeção/colonização por Pseudomonas, envolvimento de múltiplos lobos, aumento do volume de expetoração ou expetoração purulenta e a ocorrência de pelo menos quatro exacerbações num período de 2 anos estão correlacionados com uma obstrução mais grave, demonstrada por um FEV1<50% do valor previsto. Os resultados da espirometria podem não mostrar diferenças significativas entre as fases estável e de exacerbação.

Guan e colegas (59) salientaram que os doentes que apresentam uma resposta broncodilatadora substancial tendem a demonstrar uma obstrução mais grave e uma função pulmonar diminuída. Essa resposta é encontrada em 22% dos indivíduos com BCN, e é definida como um aumento de >200 mL e >12% do previsto no VEF1 e CVF após a administração de agonistas β2.

5. FIBRO/BRONCOSCOPIA. Este procedimento tem vantagens diagnósticas e terapêuticas nas bronquiectasias obstrutivas, nomeadamente na determinação da sua etiologia e na remoção de corpos estranhos. É tipicamente contraindicado em casos generalizados de bronquiectasias devido à sua limitação na visualização de toda a árvore brônquica. Nos casos em que os doentes têm dificuldade em fornecer amostras de expetoração de alta qualidade ou quando os testes de expetoração repetidos não fornecem informações microbiológicas, pode ser considerada a colheita de amostras broncoscópicas de secreções do trato respiratório inferior, sendo o objetivo da broncoscopia identificar o agente etiológico para esclarecimento diagnóstico.

Além disso, em indivíduos com doença localizada, pode excluir a obstrução proximal causada por um corpo estranho. Nos casos em que a TC de alta resolução sugere uma infeção micobacteriana atípica, mas as culturas de expetoração permanecem negativas, a broncoscopia também é amplamente utilizada.

O lavado broncoalveolar identifica organismos no trato respiratório inferior, mesmo durante períodos de estabilidade da doença e, consequentemente, poderia ser considerado na avaliação inicial de bronquiectasias para casos específicos, particularmente porque a extensão da doença na TAC se correlaciona com o tipo de lesão das vias aéreas. Em 41% dos casos, pode orientar a terapêutica antibiótica ou a utilização de corticosteróides.

Além disso, a broncoscopia está indicada para os doentes bronquiectásicos com o objetivo de localizar a hemoptise e aspirar as secreções brônquicas para efetuar análises laboratoriais.

Este procedimento requer que cada pulmão seja examinado separadamente, sendo efectuado em duas fases quando o doente se encontra em estado de remissão. Não é um exame de rotina na bronquiectasia, mas sim recomendado quando outros exames indicam uma causa obstrutiva da doença.

DIAGNÓSTICO DIFERENCIAL DAS BRONQUIECTASIAS

As principais patologias a considerar são: abcesso pulmonar, tuberculose, DPOC, asma brônquica, carcinoma broncopulmonar e corpos estranhos intrabrônquicos. Uma vez que estas condições também desempenham um papel no desenvolvimento de bronquiectasias, a avaliação clínica e imagiológica deve ser complementada por um exame etiológico.

GRAVIDADE E PROGNÓSTICO

Após o diagnóstico inicial de bronquiectasia, as caraterísticas clínicas, radiológicas e microbiológicas devem ser avaliadas quando o doente se encontra numa situação clínica estável, a fim de avaliar a gravidade da doença (Tabela 3). Esta avaliação é necessária para informar as decisões subsequentes de gestão clínica.

Quadro 3. Avaliar a gravidade da doença

Caraterísticas da bronquiectasia	Doença ligeira	Doença moderada	Doença grave
GRAVIDADE DA EXACERBAÇÃO	São necessários antibióticos orais		São necessários antibióticos intravenosos e medidas adjuvantes
COR DO ESPUTO E BACTERIOLOGIA	Esputo mucoide (não infetado cronicamente)	Expetoração mucopurulenta com flora mista (H. influenzae, M. catarrhalis, S.pneumoniae, S.aureus)	Expetoração purulenta com Pseudomonas aeruginosa
24 nosso VOLUME DE ESPUMA	< 5 ml de expetoração/24 h		≥ 25 ml de expetoração/24 h
FREQUÊNCIA DAS EXACERBAÇÕES	≤ 3 exacerbações/ano		Múltiplos
Lóbulos afectados na TC	Um lobo pulmonar afetado na TC		Todos os lobos pulmonares são afectados na TC
GRAU DE DILATAÇÃO DOS BRÔNQUIOS	Dilatação dos brônquios tubulares	Dilatação brônquica varicosa	Dilatação cística dos brônquios

Existe um interesse significativo em avaliar objetivamente a extensão e a gravidade das bronquiectasias através de exames de TC, uma vez que a integração das anomalias imagiológicas na avaliação desta doença, juntamente com os sintomas clínicos, a história de exacerbações e os dados microbiológicos, pode proporcionar uma compreensão mais abrangente do seu impacto.

Há décadas atrás, foi desenvolvida uma técnica que classifica cada lobo pulmonar com base em vários factores, quantificando assim a extensão da doença através de exames de TC.

Estes factores são:

(i) o número de segmentos afectados,

(ii) o grau de dilatação brônquica correlacionado com a artéria vizinha,

(iii) espessamento da parede dos brônquios, e

(iv) a morfologia das bronquiectasias.

No que diz respeito ao prognóstico dos doentes com BCN, a imagiologia tem uma utilidade mínima, pelo que foram desenvolvidos dois índices de bronquiectasia com o objetivo de melhorar a gestão clínica e o tratamento.

A multimorbilidade é uma caraterística comum da bronquiectasia, sendo que comorbilidades como a asma, a DPOC, o cancro broncopulmonar e as doenças cardiovasculares têm um impacto negativo nos resultados dos doentes. Estas condições de saúde adicionais levam a um aumento da utilização dos cuidados de saúde e a uma pressão económica devido a exacerbações mais frequentes, que, por sua vez, pioram a função pulmonar e diminuem a qualidade de vida dos doentes, resultando, em última análise, num aumento do risco de mortalidade.

Foram desenvolvidos vários sistemas de pontuação para avaliar o impacto das comorbilidades e prever o prognóstico dos doentes com bronquiectasias.

A **pontuação BACI (The Bronchiectasis Etiology Comorbidity Index)** ajuda a identificar as doenças associadas a um aumento da mortalidade, permitindo dar prioridade ao tratamento de certas doenças coexistentes, uma vez que muitos doentes sucumbem às comorbilidades.

A exatidão do prognóstico é melhorada quando a pontuação BACI é utilizada em conjunto com a **pontuação BSI (Bronchiectasis Severity Index)**.

A **pontuação FACED e o Índice de Gravidade da Bronquiectasia (BSI)** estão a ser utilizados nos últimos anos para avaliar a gravidade da doença, incorporando vários parâmetros, como a extensão da doença avaliada através de exames de TC, para prever os resultados nos doentes com bronquiectasia.

CHALMERS et al. (36) introduziram o índice de gravidade da bronquiectasia (BSI), que é um método eficaz para antecipar os riscos futuros de hospitalização e mortalidade. O seu desenvolvimento foi necessário devido ao facto de o FEV1 não ter sido considerado útil para orientar a tomada de decisões clínicas e de a pontuação da TCAR ter mostrado uma fraca correlação com a função pulmonar.

O BSI é composto por:

- Pontuação da TCAR,
- FEV1,
- Escala de dispneia do Medical Research Council,
- Colonização bacteriana (Pseudomonas aeruginosa ou outras bactérias patogénicas),
- Internamentos hospitalares anteriores, e

- Exacerbações

MARTINEZ-GARCIA et al. (3, 47) desenvolveram simultaneamente a **pontuação FACED** que determina com precisão a gravidade e o prognóstico do BCN e prevê o risco de mortalidade, consistindo em

- Variáveis funcionais (FEV1%previsto)
- Variáveis fisiológicas (idade)
- Variáveis microbiológicas (colonização crónica com Pseudomonas aeruginosa)
- Extensão radiológica (número de lobos afectados)
- Parâmetros clínicos (escala dispneia-MMRC)

O prognóstico da bronquiectasia sofreu alterações notáveis ao longo do tempo, em grande parte devido à introdução de métodos profilácticos e de terapêutica antibiótica. Na era pré-antibiótica, os casos eram notoriamente mais numerosos e graves, sendo as crianças na primeira década de vida o grupo mais frequentemente afetado. Atualmente, a doença ocorre mais frequentemente em adultos, com uma gravidade reduzida e taxas de sobrevivência mais longas.

O prognóstico dos indivíduos com bronquiectasias varia consideravelmente. No entanto, cerca de 10% dos adultos diagnosticados com bronquiectasia não-FC morrerão no prazo de 5 a 8 anos após o diagnóstico, sendo a doença pulmonar responsável por mais de metade destes casos.

TRATAMENTO DAS BRONQUIECTASIAS

O tratamento da bronquiectasia envolve um regime abrangente e prolongado, por vezes com colaboração multidisciplinar. A abordagem primária para o tratamento de bronquiectasias infectadas envolve antibióticos, seguidos de terapia anti-inflamatória e adjuvante.

Os antibióticos desempenham um papel crucial no tratamento dos doentes com bronquiectasias, quebrando o ciclo de infeção, inflamação e lesão das vias respiratórias. O tratamento com antibióticos deve ser apoiado por uma higiene brônquica rigorosa, que é imperativa para melhorar o prognóstico e a qualidade de vida dos doentes.

Os objectivos dos cuidados a prestar a estes doentes são os seguintes

- diminuir os sintomas (volume/purulência da expetoração, tosse e dispneia) e
- para preservar a sua função pulmonar através de
- reduzir a frequência e a gravidade das exacerbações e, por conseguinte
- para melhorar a sua qualidade de vida.

As abordagens actuais abrangem:

a. Cuidados médicos, incluindo a educação dos doentes,
b. Orientações sobre os métodos de desobstrução das vias respiratórias,
c. Consideração de terapias a longo prazo, tais como tratamentos anti-inflamatórios e antibacterianos, e
d. Gestão eficaz das exacerbações

A cirurgia também continua a ser uma alternativa viável de tratamento.

Gestão geral

É vital motivar os doentes com bronquiectasias a deixarem de fumar, uma vez que grandes estudos de coorte indicam que 7-18% dos doentes com bronquiectasias são fumadores actuais. Embora não existam dados específicos sobre o seu impacto nas bronquiectasias, aconselha-se a vacinação contra a gripe e a doença pneumocócica.

Educação para a saúde. É importante, antes de mais, orientar o doente para adotar um estilo de vida saudável, deixando de fumar (um fator de risco independente para a mortalidade na bronquiectasia), mantendo uma dieta equilibrada com uma ingestão adequada de vitamina D, atividade física regular e recebendo as vacinas sazonais contra a gripe e o pneumococo.

Vacinas. Os farmacêuticos desempenham um papel fundamental na educação dos doentes no que diz respeito à eficácia das vacinas na prevenção e tratamento de doenças. Nos EUA, têm autoridade para administrar a maioria das vacinas disponíveis em todos os 50 estados, o que torna a vacinação mais conveniente para os indivíduos.

Nos Estados Unidos, é agora aconselhado que todos os adultos e crianças de alto risco com idades compreendidas entre os 6 e os 18 anos e com doenças imunocomprometidas, bem como as pessoas com idade igual ou superior a 65 anos, sejam vacinados com a PCV 13-valente seguida da PPV-23. Embora não existam dados suficientes sobre a eficácia da vacina contra a gripe especificamente em doentes com bronquiectasias, as populações de risco, incluindo os indivíduos com doenças pulmonares crónicas, devem continuar a recebê-la anualmente.

Os dados da literatura revelaram que a maioria dos doentes com bronquiectasias tem uma deficiência de vitamina D, o que leva a uma colonização brônquica mais frequente com agentes patogénicos, a exacerbações recorrentes e a um declínio mais rápido da função pulmonar. Verificou-se, portanto, que existe uma relação linear entre a vitamina D e as infecções respiratórias/função pulmonar, e o nível sérico de vitamina D pode ser considerado um marcador da gravidade da bronquiectasia. A toma de suplementos de vitamina D poderia trazer benefícios ao prevenir as infecções do trato respiratório

Nutrição. Os farmacêuticos estão bem posicionados para aconselhar os doentes com bronquiectasias sobre as diretrizes nutricionais adequadas, como a incorporação de cereais e legumes ricos em amido e fibras em todas as refeições e gorduras de boa qualidade diariamente (azeite/azeite, manteiga, frutos secos, manteigas de frutos secos, sementes). A integração de alimentos probióticos na dieta pode ajudar a restabelecer o equilíbrio das bactérias intestinais após o tratamento com antibióticos.

Os doentes com excesso de peso podem correr o risco de desenvolver doenças adicionais, como diabetes e doenças cardíacas, enquanto um estado nutricional inadequado pode também afetar a imunidade, a função pulmonar e a força física.

Terapêuticas destinadas a melhorar a depuração mucociliar. Ao rever as recomendações de tratamento primário estabelecidas pela European Respiratory Society, apenas uma foi apoiada por provas de alta qualidade: **a reabilitação pulmonar** . Na prática clínica, podem ser utilizadas várias técnicas:

- A drenagem postural deve ser efectuada durante um mínimo de 5-10 minutos, duas vezes por dia
- A técnica do "ciclo ativo de respiração" envolve uma inspiração profunda seguida de manobras expiratórias forçadas. O controlo da respiração, em que o doente se acalma e regressa ao ritmo normal de respiração em repouso, inicia o processo e é seguido de exercícios de expansão do tórax (3-5 repetições). Estes passos são repetidos duas vezes, seguidos de exercícios de expiração/sopro forçados. O ciclo termina com o controlo da respiração.
- Aplicação de pressão expiratória positiva (PEP) para facilitar o movimento ascendente das secreções em direção à traqueia. Esta terapia envolve ciclos de respiração através de uma máscara bem apertada com uma válvula unidirecional ou um dispositivo bucal, seguidos de técnicas de expiração forçada e tosse.
- Percussão ou batimento das mãos com o objetivo de ajudar a deslocar a expetoração ou utilização de dispositivos mecânicos que induzem oscilações das vias respiratórias e da parede torácica; todos os métodos apresentam uma eficácia semelhante, predominando os efeitos positivos a curto prazo.

A eficácia da reabilitação pulmonar pode ser aumentada se for combinada com medicamentos mucoactivos, que visam reduzir a hipersecreção mucosa e facilitar a expetoração. De acordo com o seu objetivo principal, podem ser classificados em: expectorantes (solução salina hipertónica), mucorreguladores (carbocisteína), mucolíticos (N-acetilcisteína) e mucocinéticos (broncodilatadores, surfactantes).

A utilização de **aerossolterapia** com soro fisiológico hipertónico (concentração de 3%) ou isotónico (concentração de 0,9%) facilita os mecanismos de depuração mucociliar e leva à eliminação de uma maior quantidade de expetoração quando administrado antes da fisioterapia.

Terapêutica anti-inflamatória. No contexto da bronquiectasia, a utilização rotineira de medicamentos inalados, como os corticosteróides e os β-agonistas, não é geralmente aconselhada, exceto nos doentes que também sofrem de asma ou de DPOC, pois nestes casos o alívio dos sintomas melhora e o controlo da doença é mais eficaz. Nos doentes sem comorbilidades, este tratamento só deve ser administrado após ponderação dos potenciais benefícios em relação ao risco de efeitos adversos.

Adicionalmente, as estatinas, para além das suas propriedades redutoras do colesterol, parecem possuir um efeito anti-inflamatório e imunomodulador em doentes com bronquiectasias e, apesar de proporcionarem uma ligeira melhoria da tosse e da qualidade de vida nos colonizados com P. Aeruginosa, a sua utilização de rotina não é recomendada.

A terapêutica antibiótica baseia-se nos resultados das culturas obtidas a partir de amostras biológicas e é ajustada de acordo com a sensibilidade/resistência de uma estirpe bacteriana a determinados antibióticos testados. Na ausência desta informação, a terapêutica empírica é iniciada por presunção.

a.A terapêutica empírica torna-se essencial para cobrir todos os agentes patogénicos loco-regionais suspeitos, pelo que a introdução de um antibiótico de largo espetro visa minimizar os riscos e as complicações. A escolha do tratamento tem em conta vários factores, tais como: a probabilidade de uma causa microbiana específica, a apresentação clínica do doente, a via de infeção e o estado geral do indivíduo, incluindo a idade, o estado imunitário e quaisquer condições médicas associadas.

Por exemplo, num doente estável com diagnóstico de bronquiectasia, mas com um agente patogénico desconhecido, são recomendadas opções como a amoxicilina, a amoxicilina combinada com ácido clavulânico ou macrólidos (como a azitromicina 3x500 mg/semana; azitromicina 250 mg/semana; eritromicina 2x400mg/dia) durante duas semanas.

b.A terapêutica dirigida é utilizada nos casos de infecções bacterianas confirmadas. Para indivíduos com formas moderadas a graves da doença, de acordo com o antibiograma, podem ser utilizados aminoglicosídeos (gentamicina, tobramicina), penicilinas eficazes contra Pseudomonas, cefalosporinas de terceira geração ou fluoroquinolonas.

Se for identificada Pseudomonas na cultura, os dados apoiam a administração de antibióticos antipseudomonas intravenosos (carbenicilina, piperacilina) durante 2 semanas, colistina nebulizada durante 3 meses (1-2 milhões de unidades duas vezes por dia) ou colistina nebulizada em combinação com ciprofloxacina (2x750 mg/dia) durante mais 4 semanas.

Controlo das exacerbações. Os doentes com bronquiectasias são propensos a episódios frequentes de exacerbação (agravamento de pelo menos 3 dos seguintes sintomas: tosse, volume/consistência da expetoração, purulência da expetoração, dispneia e/ou tolerância reduzida ao esforço físico, fadiga e/ou diminuição do bem-estar geral, hemoptise; durante pelo menos 48 horas).

As exacerbações frequentes tendem a acelerar o declínio da função pulmonar; a ocorrência de três ou mais episódios no espaço de um ano significa um prognóstico desfavorável para os doentes. As diretrizes da European Respiratory Society defendem a utilização de antibióticos inalados (colistina, tobramicina, gentamicina) para todos os doentes com três ou mais exacerbações por ano e com infeção crónica por Pseudomonas aeruginosa.

O tratamento durante uma crise deve durar pelo menos 14 dias, com a opção de prolongar a terapêutica antibiótica conforme necessário ou de reavaliar se não houver uma resposta eficaz, ajustando o plano de tratamento em conformidade.

Tratamento cirúrgico. Em última análise, quando o tratamento médico não produz os resultados desejados, a cirurgia é uma alternativa. O raciocínio subjacente ao tratamento cirúrgico da bronquiectasia consiste em quebrar o ciclo vicioso da doença, removendo os segmentos pulmonares disfuncionais e evitando a contaminação das regiões pulmonares vizinhas. A indicação mais comum para a intervenção cirúrgica decorre de infecções recorrentes acompanhadas de sintomas crónicos, como tosse produtiva com expetoração purulenta abundante e hemoptise maciça.

Embora a lobectomia surja como a abordagem cirúrgica predominante, são também descritas a segmentectomia e a pneumonectomia. A cirurgia é a via de ação preferida para a hemoptise maciça resistente à embolização da artéria brônquica, mas os procedimentos cirúrgicos de emergência em doentes instáveis estão associados a uma maior morbilidade e mortalidade. Embora a bronquiectasia bilateral não seja uma contraindicação absoluta para a cirurgia, o tratamento conservador ou a embolização da artéria brônquica são frequentemente substitutos viáveis.

EM CONCLUSÃO, o amplo espetro da etiologia da doença, os processos morfopatológicos complexos e as comorbilidades concomitantes sublinham a natureza diversa das bronquiectasias.

O diagnóstico precoce e o tratamento adequado são cruciais para o controlo dos sintomas, para travar a progressão da doença, para reduzir a frequência e a gravidade das exacerbações e para melhorar os resultados a longo prazo.

Embora a bronquiectasia continue a não ter cura, medidas específicas podem levar ao seu controlo, garantindo uma elevada qualidade de vida com actividades sociais normais.

Manter o doente em observação constante, com reavaliação multidisciplinar quando necessário, leva a uma redução das taxas de internamento e, consequentemente, dos custos de gestão desta patologia.

REFERÊNCIAS

1. Amati F, Simonetta E, Pilocane T *et al.* Diagnóstico e Investigação Inicial de Bronquiectasia. Semin Respir Crit Care Med 2021; 42.

2. Chalmers JD, Chang AB, Chotirmall SH, Dhar R, McShane PJ. Bronquiectasia. Nat Rev Dis Primers 2018; 4.

3. Martínez-García MÁ, Máiz L, Olveira C *et al.* Normativa sobre a valorização e o diagnóstico das bronquiectasias no adulto. Arch Bronconeumol 2018; 54.

4. Polverino E, Goeminne PC, McDonnell MJ *et al.* Diretrizes da Sociedade Respiratória Europeia para a gestão da bronquiectasia em adultos. Jornal Respiratório Europeu 50 2017.

5. Macfarlane L, Kumar K, Scoones T, Jones A, Loebinger MR, Lord R. Diagnosis and management of non-cystic fibrosis bronchiectasis. Clinical Medicine, Journal of the Royal College of Physicians of London 21 2021.

6. Bogdan M (ed.). Pneumologie. Bucureşti: Ed. Universitară "Carol Davila", 2008.

7. Vidaillac C, Yong VFL, Jaggi TK, Soh MM, Chotirmall SH. Gender differences in bronchiectasis: Um problema real? Respire 14 2018.

8. Fraser CS, José RJ. Insights into Personalised Medicine in Bronchiectasis. Jornal de Medicina Personalizada 13 2023.

9. Keir HR, Chalmers JD. Fisiopatologia da Bronquiectasia. Semin Respir Crit Care Med 2021; 42.

10. Sobala R, De Soyza A. Bronchiectasis and Chronic Obstructive Pulmonary Disease Overlap Syndrome. Clínicas em Medicina Torácica 43 2022.

11. Ferri S, Crimi C, Campisi R *et al.* Impacto da asma na gravidade da bronquiectasia e no risco de exacerbações. Journal of Asthma 2022; 59.

12. Fong I, Low TB, Yii A. Characterisation of the post-tuberculous phenotype of bronchiectasis: Um estudo observacional do mundo real. Chron Respir Dis 2022; 19.

13 . O'Donnell AE. Gestão médica de bronquiectasias. Jornal de Doença Torácica 10 2018.

14. Smith MP. Diagnóstico e tratamento de bronquiectasias. Can Med Assoc J 2017; 189: E828-E835.

15 . Metersky ML, Barker AF. The Pathogenesis of Bronchiectasis. Clínicas em Medicina Torácica 43 2022.

16. Spinou A, Siegert RJ, Guan WJ *et al.* O desenvolvimento e a validação do Questionário de Saúde da Bronquiectasia. European Respiratory Journal 2017; 49.

17. Bird K, Memon J. Bronchiectasis. 2023.

18. Choi H, Yang B, Kim YJ *et al.* Aumento da mortalidade em pacientes com bronquiectasia por fibrose não cística com comorbidades respiratórias. Sci Rep 2021; 11.

19. Hill AT, Sullivan AL, Chalmers JD *et al.* Diretriz da sociedade torácica britânica para a bronquiectasia em adultos. Thorax 74 2019.

20 . Knipe H, Weerakkody Y. Varicose bronquiectasia. In: Radiopaedia.org. Radiopaedia.org, 2013.

21 . Milliron B, Henry TS, Veeraraghavan S, Little BP. Bronquiectasia: Mecanismos e pistas de imagem de doenças comuns e incomuns associadas. Radiographics 2015; 35.

22. W. Richard Webb. Doenças das vias respiratórias: Bronquiectasia, Bronquite Crónica e Bronquiolite. https://radiologykey.com/airway-disease-bronchiectasis-chronic-bronchitis-and-bronchiolitis/ 2016.

23. Yue N, Zhang J, Zhao J, Zhang Q, Lin X, Yang J. Deteção e classificação de bronquiectasias com base numa máscara-RCNN melhorada. Bioengenharia 2022; 9.

24. Nursoy MA, Kilinc AA, Abdillahi FK *et al.* Relações entre broncoscopia, microbiologia e radiologia na bronquiectasia de fibrose não cística. Pediatr Allergy Immunol Pulmonol 2021; 34: 46-52.

25. Clofent D, Álvarez A, Traversi L, Culebras M, Loor K, Polverino E. Comorbidades e factores de risco de mortalidade para pacientes com bronquiectasia. Expert Review of Respiratory Medicine 15 2021.

26. McDonnell MJ, Aliberti S, Goeminne PC *et al.* Comorbilidades e o risco de mortalidade em doentes com bronquiectasias: um estudo de coorte multicêntrico internacional. Lancet Respir Med 2016; 4.

27. Ferri S, Crimi C, Heffler E, Campisi R, Noto A, Crimi N. Vitamina D e gravidade da doença na bronquiectasia. Respir Med 2019; 148: 1-5.

28 Quint JK, Millett ER, Joshi M, et al. Alterações na incidência, prevalência e mortalidade de bronquiectasias no Reino Unido de 2004 a 2013: um estudo de coorte de base populacional. Eur Respir J 2016;47:186-93.

29 . King PT, Holdsworth SR, Freezer NJ, et al. Caracterização do início e apresentação de caraterísticas clínicas de bronquiectasias em adultos. Respir Med 2006;100:2183-9.Eur Respir J 2016; 47: 382-384 | DOI: 10.1183/13993003.01717-2015

30. Maeve P. Smith MB ChB MD. Diagnóstico e gestão de bronquiectasias. CMAJ 2017 junho 19; 189: E828-35. doi: 10.1503 / cmaj.160830

31. Adam T Hill,1 Sally A Welham,2 Anita L Sullivan,3 Michael R Loebinger. Atualização da BTS Adult Bronchiectasis Guideline 2018: uma abordagem multidisciplinar para cuidados abrangentes. Thorax janeiro de 2019 Vol 74 No 1

32.Referências 1 Quint JK, Millett ER, Joshi M, et al. Alterações na incidência, prevalência e mortalidade de bronquiectasias no Reino Unido de 2004 a 2013: um estudo de coorte de base populacional. Eur Respir J 2016;47:186-93.

33. Chalmers JD, Goeminne P, Aliberti S, et al. The bronchiectasis severity index. Um estudo internacional de derivação e validação. Am J Respir Crit Care Med 2014;189:576-85.

34. Goeminne et al. O peso económico da bronquiectasia - conhecido e desconhecido: uma revisão sistemática, BMC Pulmonary Medicine (2019) 19:54 https://doi.org/10.1186/s12890-019-0818-6

35. McShane PJ, Naureckas ET, Tino G, Strek ME. Non-cystic fibrosis bronchiectasis. Am J Respir Crit Care Med. 2013;188(6):647-56.

36. Chalmers JD, Aliberti S, Blasi F. Gestão de bronquiectasias em adultos. Eur Respir J. 2015;45(5):1446.

37. Polverino, E.; Cacheris, W.; Spencer, C.; Operschall, E.; O'Donnell, A. Global burden of non-cystic fibrosis bronchiectasis: Uma análise epidemiológica simples. ERJ 2012

38. Wei-jie Guan, Rong-chang Chen e Nan-shan Zhong O índice de gravidade da bronquiectasia e a pontuação FACED para bronquiectasia, Eur Respir J 2016; 47: 382-384 | DOI: 10.1183/13993003.01717-2015

39. Pasteur MC, Helliwell SM, Houghton SJ, et al. An investigation into causative factors in patients with bronchiectasis. Am J Respir Crit Care Med 2000; 162: 1277-1284.

40. Guan WJ, Gao YH, Xu G, et al. Etiologia da bronquiectasia em Guangzhou, no sul da China. Respirologia 2015; 20: 739-748.

41. Chalmers JD, Aliberti S, Blasi F. Tratamento de bronquiectasias em adultos. Eur Respir J 2015; 45: 1446-1462.

42. W. Richard Webb. Doenças das vias respiratórias: Bronquiectasia, Bronquite Crónica e Bronquiolite. https://radiologykey.com/airway-disease-bronchiectasis-chronic-bronchitis-and-bronchiolitis/ 2016

43. Lonni S, Chalmers JD, Goeminne PC, et al. Etiologia da bronquiectasia por fibrose não-cística em adultos e sua correlação com a gravidade da doença. Ann Am Thorac Soc 2015; 12: 1764-1770.

44. Chalmers JD, Smith MP, McHugh BJ, et al. O tratamento antibiótico a curto e longo prazo reduz a inflamação das vias aéreas e sistémica na

bronquiectasia por fibrose não-cística. Am J Respir Crit Care Med 2012; 7: 657-665.

45. Gabrielle B. McCallum e Michael J. Binks A Epidemiologia da Doença Pulmonar Supurativa Crónica e Bronquiectasias em Crianças e Adolescentes, Publicado online em 20 de fevereiro de 2017. Front Pediatr.

46. Ringshausen FC, de Roux A, Pletz M, et al. Hospitalizações associadas a bronquiectasias na Alemanha, 2005-2011: um estudo de base populacional sobre o peso e as tendências da doença. *PLoS One* 2013

47. Martinez-Garcia MA, de Gracia J, Vendrell Relat M, et al. Abordagem multidimensional da bronquiectasia por fibrose não-cística: a pontuação FACED. Eur Respir J 2014; 43: 1357-1367.

48. Mandal, P.; Chalmers, J.; Graham, C.; Harley, C.; Sidhu, M.; Doherty, C.; Govan, J.W.; Sethi, T.; Davidson, D.J.; Rossi, A.G.; et al. Atorvastatina como tratamento estável na bronquiectasia: Um ensaio aleatório controlado. Lancet Respir. Med.2014

49. Stockley, R.; de Soyza, A.; Gunawardena, K.; Perrett, J.; Forsman-Semb, K.; Entwistle, N.; Snell, N. Estudo de fase II de um inibidor da elastase de neutrófilos (azd9668) em doentes com bronquiectasia. Respir. Med. 2013

50. De Soyza, A.; Pavord, I.; Elborn, J.S.; Smith, D.; Wray, H.; Puu, M.; Larsson, B.; Stockley, R. A randomised, placebo-controlled study of the cxcr2 antagonist azd5069 in bronchiectasis. Eur. Respir. J. 2015

51. David de la Rosa-Carrillo 1 , Guillermo Suárez-Cuartín2,3 , Rafael Golpe 4 , Luis Máiz Carro5 , Miguel Angel Martinez-Garcia, Inhaled Colistimethate Sodium in the Management of Patients with Bronchiectasis

Infected by Pseudomonas aeruginosa: A Narrative Review of Current Evidence, Infection and Drug Resistance 2022:15 7271-7292

52. Hill AT, Grillo L, Gruffydd-Jones K, et al. Padrão de qualidade da British Thoracic Society para bronquiectasias clinicamente significativas em adultos 2022. BMJ Open Resp Res 2022;9:e001369. doi:10.1136/ bmjresp-2022-001369

53. Laska IF, Chalmers JD. Tratamento para prevenir exacerbações em bronquiectasias: macrólidos como primeira linha? Eur Respir J 2019; 54: 1901213 [https://doi.org/10.1183/13993003.01213-2019].

54. Goeminne PC, Cox B, Finch S, et al. O impacto das flutuações agudas da poluição atmosférica na exacerbação pulmonar da bronquiectasia: uma análise cruzada de casos. Eur Respir J 2018; 52: 1702557

55. Brusselle GG, Bracke K, Lahousse L. Terapia direcionada com corticosteróides inalados na DPOC de acordo com a contagem de eosinófilos no sangue. Lancet Respir Med 2015; 3: 416-417.

56. Calverley PM. Através de um vidro escuro: corticosteróides inalados, inflamação das vias aéreas e DPOC. Eur Respir J 2017; 49: 1602201.

57. Wong C, Sullivan C, Jayaram L. ELTGOL depuração das vias aéreas em bronquiectasias: colocando os tijolos da evidência. Eur Respir J 2018; 51: 1702232.

58. Mark L. Metersky, MD, Alan F. Barker, MD The Pathogenesis of Bronchiectasis, Clin Chest Med 43 (2022) 35-46 https://doi.org/10.1016/j.ccm.2021.11.003 0272-5231/22/ 2021 Elsevier Inc

59. Guan WJ, Gao YH, Xu G, et al. Etiologia da bronquiectasia em Guangzhou, no sul da China. Respirologia. 2015;20:739-748.

60. Wurzel DF, Marchant JM, Yerkovich ST, et al. Bronquite bacteriana prolongada em crianças: história natural e factores de risco para bronquiectasias. Chest 2016;150(5):1101-8.

61. Metersky ML, Mangardich A. Doença pulmonar supurativa crónica em adultos. J Thorac Dis 2016;8(9): E974-8

62. John R. Hurst , J. Stuart Elborn e Anthony De Soyza em nome do Consórcio BRONCH-UK, Síndrome de sobreposição DPOC-bronquiectasia, Eur Respir J 2015; 45: 310-313 | DOI: 10.1183/09031936.00170014

63. Pasteur MC, Bilton D, Hill AT. Diretrizes da British Thoracic Society para a bronquiectasia não-FC. Thorax 2010; 65: Suppl. 1, i1-i58.

64. Wilson R, et al. Ciprofloxacina em pó seco para inalação na bronquiectasia por fibrose não-cística: um estudo aleatório de fase II. Eur Respir J 2013; 41: 1107-1115.

65. Brodt AM, Stovold E, Zhang L. Antibióticos inalados para bronquiectasias estáveis por fibrose não-cística: uma revisão sistemática. Eur Respir J 2014; 44: 382-393

66. Lakind J, Holgate S, Ownby DR, Mansur A, Helms P, Pyatt D, Hays SM. A critical review of the use of Clara cell secretory protein (CC16) as a biomarker of acute or chronic pulmonary effects. Biomarkers 2007; 12: 445-467

67. Jee Youn Oh, Adnan Khan, Young Seok Lee , Kyung Hoon Min , Gyu Young Hur , Sung Yong Lee , Kyung Ho Kang , Jae Kwan Kim , Jae Jeong

Shim, Youngja H Park Marcadores e metabolitos relacionados com a inflamação em bronquiectasias com limitação do fluxo aéreo vs. doença pulmonar obstrutiva crónica. Biomedical Research 2018; 29 (14): 2925-2931

68. Dodd JD, Lavelle LP, Fabre A, et al. Imagiologia na fibrose quística e na bronquiectasia sem fibrose quística. Semin Respir Crit Care Med 2015;36:194-206.
69. Munoz G, de Gracia J, Buxo M, et al. Benefícios a longo prazo da desobstrução das vias aéreas na bronquiectasia: um ensaio aleatório controlado por placebo. Eur Respir J 2018; 51: 1701926.
70. Albert RK, Connett J, Bailey WC, et al. Azitromicina para a prevenção de exacerbações da DPOC. N Engl J Med 2011; 365: 689-698
71. Sibila O, Laserna E, Shoemark A, et al. Carga bacteriana das vias aéreas e resposta antibiótica inalada em bronquiectasias. Am J Respir Crit Care Med 2019; 200: 33-41.

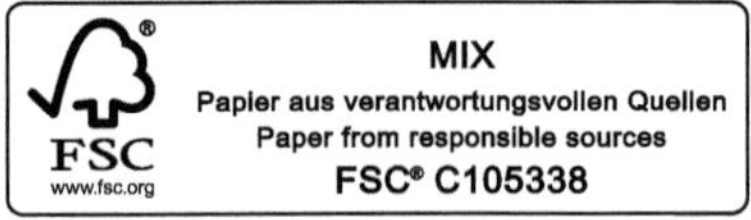

Printed by Books on Demand GmbH, Norderstedt / Germany